Clinical Wound Healing
創傷治癒の臨床
治りにくいキズのマネージメント

埼玉医科大学教授
市岡 滋 著

CLINICAL

WOUND

HEALING

KINPODO

はじめに

　生物のカラダは損傷された部分を再生・修復する能力を持つ．そのメカニズムが「創傷治癒」である．生体がこのメカニズムを有することはあらゆる治療の大前提となり，創傷治癒はいわば医学・医療の基本といえる．「創傷」をキーワードとして診療科の枠を越えた横断的な学会として日本創傷治癒学会，熱傷学会，創傷・オストミー・失禁管理学会，褥瘡学会，フットケア学会等がある．これらに加え 2009 年には創傷外科学会と下肢救済・足病学会が設立された．全国各地で創傷治癒，創傷ケアをテーマとした研究会・勉強会も盛んである．さらに 4 年に一度開かれる世界創傷治癒学会（World Union of Wound Healing Society）は次回（2012 年）わが国で開催されることが決定し，創傷治癒への関心が一層高まっている．

　最近の急速な注目度上昇の要因として創傷治療が再生医療などの最先端テクノロジーを適用しやすい領域であるという側面がある．それと共に高齢化，生活習慣病の蔓延により褥瘡をはじめ，下肢切断を余儀なくされるような糖尿病性足病変，血行障害による下肢潰瘍など「治りにくいキズ」が増加している状況がある．このような治りにくいキズを慢性創傷または難治性潰瘍と呼ぶ．患者数の増加により専門外の医師や看護師もこれらに遭遇し，適切に対処しなければならない場面が明らかに増えている．

　このような背景があり 2006 年 4 月に「実践創傷治癒：慢性創傷・難治性潰瘍へのアプローチ」（金芳堂）を出版した．お陰さまで好評を得て，この領域における需要の拡大も手伝って印刷部数を完売した．これを機に内容の改訂に着手したが，この 2 〜 3 年，新しい知識・技術と著者自身の経験の向上・集積があり大幅な加筆修正となった．そのため今回書名を改め「創傷治癒の臨床：治りにくいキズのマネージメント」として上梓するに至った．

治りにくいキズを治癒に導くテクニックを基礎から最先端まで余すところなく紹介し，臨床現場ですぐに活用できる実践書を目指した．各施設でチーム医療が導入される潮流の中，創傷治癒の知識は医師やコメディカルという職種を問わずチームリーダーには必修である．本書は治りにくい創傷に関与する可能性がある外科，皮膚科，整形外科，形成外科，循環器科，糖尿病内科，腎臓内科，リハビリテーション科などの医師と看護師，栄養士，糖尿病療養指導士，義肢装具士，血管診療技師などのコメディカルおよび医療産業界の研究開発者をすべて読者として想定している．卒前・卒後教育にも役立つ知識を網羅したので，座右の書として利用頂ければ幸いである．

　なお，出版にあたって，編集に多大なご努力を頂いた金芳堂・村上裕子氏に深く感謝の意を表したい．

2009 年 8 月

市岡　滋

目　次

第1章　創傷治癒メカニズムの基本—急性創傷と慢性創傷

Ⅰ．創傷治癒とは …………………………1
Ⅱ．急性創傷と慢性創傷 …………………1
　1．急性創傷　1
　2．慢性創傷　1
Ⅲ．正常の創傷治癒 ………………………3
　1．創傷治癒過程　3
　　A．浅い創の治癒　3
　　B．深い創の治癒　4
　2．一次治癒，二次治癒，三次治癒　8
Ⅳ．慢性創傷・難治性潰瘍の対処法 ……8

第2章　Wound Bed Preparationとは

Ⅰ．創の状態を整えるとは ………………9
Ⅱ．なぜ TIME か …………………………10
　1．壊死組織・不活性化組織：T　10
　2．感染または炎症：I　10
　3．滲出液の不均衡：M　10
　4．進まない創辺縁または皮下ポケット：E　11

第3章　壊死組織・不活性化組織の除去：デブリードマン

Ⅰ．壊死組織の種類と呼び方 ……………13
Ⅱ．デブリードマンの種類 ………………14
　1．外科的デブリードマン　14
　2．自己融解デブリードマン　14
　3．化学的デブリードマン　14
　4．物理的デブリードマン　15
　5．生物学的デブリードマン　15
Ⅲ．外科的デブリードマンの実際 ………16

第4章　Moist Wound Healing（浸潤環境創傷治癒）

Ⅰ．Moist wound healing のはじまり ……20
　1．戦争の時代　20
　2．ココナツグローブの大火　20
　3．最初の科学的根拠　20
　4．創傷被覆材（ドレッシング材）の開発　21
Ⅱ．なぜ浸潤環境が良いか？ ……………21
　1．浸潤の利点　21
　2．浸潤は感染を助長しないか？　22
Ⅲ．慢性創傷・難治性潰瘍の滲出液 ……23
Ⅳ．Moist wound healing の具体的方法 …23

第5章　滲出液の管理（1）：創傷被覆材

Ⅰ．創傷被覆材を使うための必要条件 …25
Ⅱ．創傷被覆材の選び方 …………………25
Ⅲ．各種創傷被覆材 ………………………26
　1．ポリウレタンフィルム　26
　2．ハイドロジェル　26
　3．ハイドロコロイド　28
　4．アルギン酸塩　28
　5．ハイドロファイバー　29
　6．ポリウレタンフォーム　30
　7．ハイドロポリマー　31
　8．ソフトシリコンドレッシング　31
　9．抗菌性創傷被覆材　32

第 6 章　滲出液の管理（2）：局所陰圧療法

- Ⅰ．局所陰圧療法のはじまり …………………33
- Ⅱ．局所陰圧療法のメカニズム ………………33
- Ⅲ．局所陰圧療法の実際 ………………………34
    1. VAC システムの実際　34
    2. VAC システムを使わない局所陰圧療法　35
- Ⅳ．局所陰圧療法の治療例 ……………………37

第 7 章　創感染の病態と診断

- Ⅰ．まず問題 ……………………………………39
- Ⅱ．感染とは？ …………………………………40
- Ⅲ．創傷と細菌の関係 …………………………40
    1. Wound contamination　40
    2. Wound colonization　40
    3. Critical colonization　41
    4. Wound infection　42
- Ⅳ．創傷における感染の診断 …………………42
    1. 創感染の臨床所見　42
    2. 微生物学的検査　43
- Ⅴ．感染の診断に役立つ NERDS と STONES …43
- Ⅵ．骨髄炎の診断 ………………………………44
    1. 骨髄炎の臨床所見　44
    2. 骨髄炎の画像診断　44

第 8 章　創感染の治療

- Ⅰ．抵抗力の促進 ………………………………47
- Ⅱ．細菌数を減少させる ………………………47
    1. 陣地を与えない　47
    2. 創内から追い出す　47
    3. 消毒剤・抗菌剤の利用　49
    4. 排除封鎖　49
- Ⅲ．創消毒の是非について ……………………51
    1. 最も頻繁な医療行為　51
    2. 消毒排除論　51
    3. 創消毒には 2 種類　51
    4. 創消毒に関する最近の見解　52
- Ⅳ．消毒剤・抗菌剤の使い方 …………………52

第 9 章　外用材について

- Ⅰ．外用剤の基本 ………………………………55
- Ⅱ．基剤について ………………………………55
    1. 油脂性基剤　55
    2. 水溶性基剤　55
    3. 乳剤性基剤　56
- Ⅲ．外用剤の種類 ………………………………56
    1. 壊死組織の処理　56
    2. 感染の制御　56
        A. 抗生物質軟膏　57
        B. 白糖ポビドンヨード　57
        C. ヨウ素徐放製剤　57
        D. スルファジアジン銀　58
    3. 増殖の促進　58
        A. トレチノイントコフェリル　58
        B. ブクラデシンナトリウム　58
        C. アルプロスタジルアルファデクス　59
        D. トラフェルミン　59

第 10 章　褥瘡（1）：褥瘡の発生と診かた

- Ⅰ．褥瘡という言葉 ……………………………61
- Ⅱ．褥瘡の発生 …………………………………61
    1. 原因となる力　62
    2. 障害に至る過程　62
- Ⅲ．褥瘡のできる部位 …………………………64
- Ⅳ．どんな人に褥瘡ができやすいか …………64
    1. 自立体位変換　65
    2. 病的骨突出（仙骨部）　65
    3. 浮腫　65
    4. 関節拘縮　66

V．褥瘡のできやすさの判定 ……………66
VI．褥瘡の評価法 …………………………67
 1．DESIGNの項目：褥瘡重症度分類用 67
  Depth（深さ）　67
  Exudate（滲出液）　67
  Size（大きさ）　68
  Inflammation/Infection（炎症/感染）　68
  Granulation tissue（肉芽組織）　68
  Necrotic tissue（壊死組織）　68
  Pocket（ポケット）　68
 2．褥瘡経過評価用（2008年版 DESIGN-R）69
  A．2002年版 DESIGN 褥瘡経過評価表の課題　69
  B．DESIGN-R　69

第11章　褥瘡（2）：予防的ケアと褥瘡治療の概要

I．褥瘡の特殊事情 …………………………71
II．褥瘡予防に必要な最低限の知識 ………71
 1．体位変換　71
 2．ベッドにおける体位　72
 3．踵部の除圧　73
 4．ずれ・摩擦の防止　73
 5．椅子における注意点　74
 6．体圧分散寝具　74
III．褥瘡治療計画の概要 ……………………76
 1．浅い褥瘡への対処　76
 2．深い褥瘡への対処　77

第12章　褥瘡（3）：褥瘡に対する手術治療

I．手術治療の適応 …………………………79
II．手術の実際 ………………………………80
 1．再建手術の基本手技　80
  A．植皮術　80
  B．皮弁形成術　80
 2．部位別の典型的な再建法　81
  A．仙骨部　81
  B．大転子部　82
  C．坐骨部　83
III．手術の合併症と対策 ……………………84
IV．術後管理 …………………………………84

第13章　下肢難治性潰瘍の病態（1）：血管障害による下肢潰瘍

I．動脈性（虚血性）潰瘍 …………………85
 1．閉塞性動脈硬化症（ASO）　85
 2．バージャー病（閉塞性血栓性血管炎，TAO）　87
 3．Blue toe syndrome　87
II．静脈性潰瘍（うっ滞性潰瘍）……………88

第14章　下肢難治性潰瘍の病態（2）：糖尿病性足病変

I．血管（循環）の分類 ……………………93
 1．赤と青の間に何があるか？　94
 2．微小循環と大循環の役割　94
II．糖尿病の合併症 …………………………94
III．糖尿病性足病変とは ……………………95
IV．糖尿病性足病変のメカニズム …………95
 1．神経障害がなぜ足病変を引き起こすか？　95
 2．血管障害　98
 3．感　染　98

第15章　下肢難治性潰瘍の診断

Ⅰ．血行障害の診断 ……………………………101
 1．視　診　102
 2．検　査　102
  A．下肢動脈拍動の確認　102
  B．Ankle brachial pressure index
   （ABPIまたはABI）　103
  C．微小循環血流の評価　103
  D．血管の形態評価　104
Ⅱ．神経障害の診断 ……………………………105
 1．知覚神経障害　106
 2．自律神経障害　106
 3．運動神経障害　107
 4．神経障害による骨・関節変形：シャルコー関節　107
Ⅲ．皮膚病変の診断 ……………………………108
 1．爪病変　108
 2．足白癬症　108
Ⅳ．創傷（足潰瘍・壊死・壊疽）の診断 ……108
 1．部　位　109
 2．潰瘍の色調　109
 3．感染の合併　109
 4．壊死の性状　109

第16章　下肢難治性潰瘍の治療

Ⅰ．動脈性（虚血性）潰瘍の治療 ……………111
 1．PAD治療の概要　111
 2．PADの内科的治療　111
 3．血行再建　112
  A．血管内治療　112
  B．外科的バイパス術　112
  C．再生医療　113
 4．潰瘍に対する治療　113
Ⅱ．神経障害性（糖尿病性）潰瘍の治療 ……114
 1．神経障害型足病変タイプⅠ
  （胼胝・小潰瘍型）　114
 2．神経障害型足病変タイプⅡ（感染型）　116
 3．虚血性足病変　116
Ⅲ．**壊死組織の温存とautoamputation** ……117
Ⅳ．大切断 ………………………………………118
Ⅴ．フットケア …………………………………118
Ⅵ．フットウェア ………………………………119

第17章　その他の難治性潰瘍

Ⅰ．感染による潰瘍 ……………………………121
 1．壊死性筋膜炎　121
 2．骨髄炎　121
Ⅱ．医原性，放射線性障害など特殊な原因による創傷 …………………………………………122
 1．医原性創傷　122
 2．放射線性障害　123
 3．血管炎，結合組織異常，悪性腫瘍などの基礎疾患に起因する潰瘍　124

索　引 ……………………………………………125

第1章 創傷治癒メカニズムの基本 —急性創傷と慢性創傷—

Clinical Wound Healing

「治りにくい創傷」に迫るためには正常の創傷治癒を理解せねばならない．本章では是非必要な基礎的知識を押さえることを目的とする．

I 創傷治癒とは

われわれが生命を維持するためには，外界からの攻撃や変化に左右されず体内の状態を一定に保つことが絶対必要条件である．この意味で皮膚は生体を外界から区分・保護する最前線のバリアーといえる．創傷はそのバリアーが破壊された状態なので，微生物の侵入や恒常性維持の破綻といったリスクを発生させることになる．これに対する生体の防御・修復システムが，創傷治癒という機構である．

II 急性創傷と慢性創傷

1. 急性創傷

創傷治癒については外傷や手術創などの急性創傷について古くから広く研究されその過程が明らかにされてきた．多くの急性創傷では創傷治癒過程の開始から完了までが問題なく稼動し，組織の修復という目的を達成する．急性創傷はある意味あまり手を加えなくても自然に治癒する創傷といえる．図1のように相当程度の激しい損傷でも，新鮮外傷の場合は適切に対処すれば問題なく治癒する．

2. 慢性創傷

これに対して何らかの原因で**秩序立った創傷治癒機転の阻害・破綻**が起こった「**治りにくい創傷**」が慢性創傷または難治性潰瘍である．末梢動脈疾患（peripheral arterial disease：PAD），静脈還流障害，糖尿病などに伴う下肢の潰瘍や褥瘡がその代表である．図2は静

II 急性創傷と慢性創傷

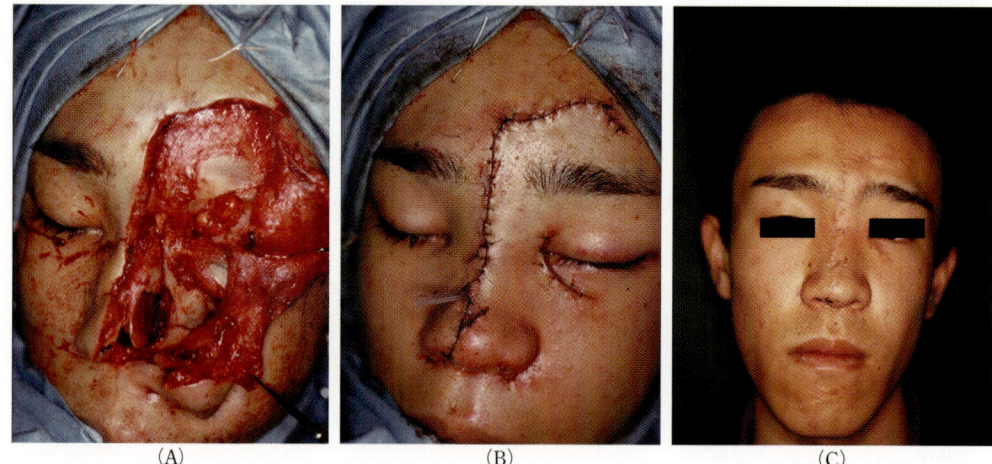

図1 外傷による急性創傷の例．バイク事故による顔面裂創で程度は激しいが，縫合後創傷治癒機転が正常に働き短期で治療が完了した．

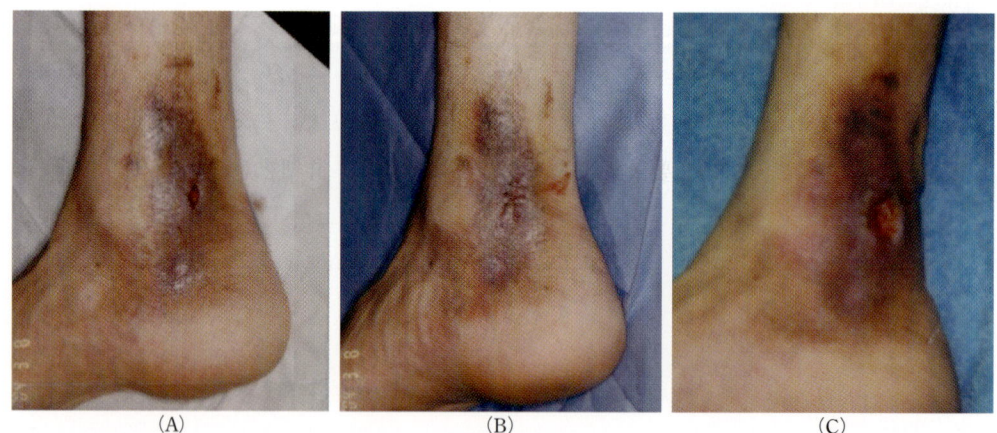

図2 静脈還流不全による難治性潰瘍の例．(A) 下腿内側に色調変化を伴なう創傷があり典型的な静脈性潰瘍である．(B) 他医により縫合処置を受けた（本来縫合するべきではない）．(C) 創傷治癒機転が正常に働かないため1週間後に創は離開し，もとより大きい創傷となってしまった．

脈還流不全による下腿難治性潰瘍の典型例だが，欠損が亀裂状で小さいためあるドクターが創を縫合してしまった．このような創は血行が異常で治癒力に乏しいため縫ってもくっつかない．数日後創がはじけてもとより大きな欠損となってしまった．図3は仙骨部褥瘡に対して局所皮弁による手術治療を行ったが，瘢痕組織の切除が不十分で術後全身状態改善や局所への外力解除もうまく行かなかったため創が開いてしまった．このように縫合した一次治癒（後述）の治り方をみても慢性創傷は治りにくい．

どの程度治りにくい創を慢性創傷・難治性潰瘍と呼ぶかの正確な定義はないが，さまざまな原因により，これから述べる正常な創傷治癒機転がスムーズに進行せず治りにくくなった創である．

第1章 創傷治癒メカニズムの基本 ―急性創傷と慢性創傷― 3

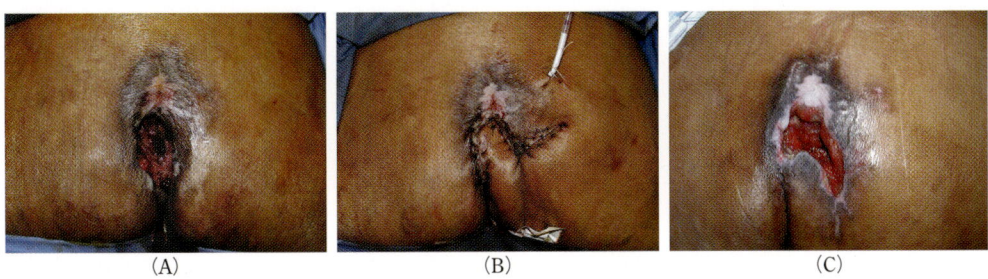

図3 仙骨部褥瘡の手術症例.（A）局所皮弁（Limberg flap）による再建手術を計画した.（B）手術直後，創を縫合した状態.（C）術後10日程度で創が開いてしまった．写真は創離開から約1ヵ月の状態.

III 正常の創傷治癒

慢性創傷・難治性潰瘍を理解するためには，まず，正常の創傷治癒過程を把握する必要がある．

1. 創傷治癒過程

一般に創傷治癒過程の解説ではおびただしい数のサイトカインや酵素名が登場し，初心者は目がくらむ．ここでは必要最低限の知識だけ要約する．詳細を勉強したい方には他の教科書をお勧めする[1,2]．

実地臨床の観点からは，真皮が残っている浅い創と真皮が残らない深い創に分けて理解するのが便利である．

A．浅い創の治癒

皮膚の断面（図4）を見ると表皮細胞は毛包の部分で真皮の深いところまで入り込んでいる．真皮が残る浅い創とは剥けた真皮の中に毛包（すなわち表皮細胞）が残っている創と

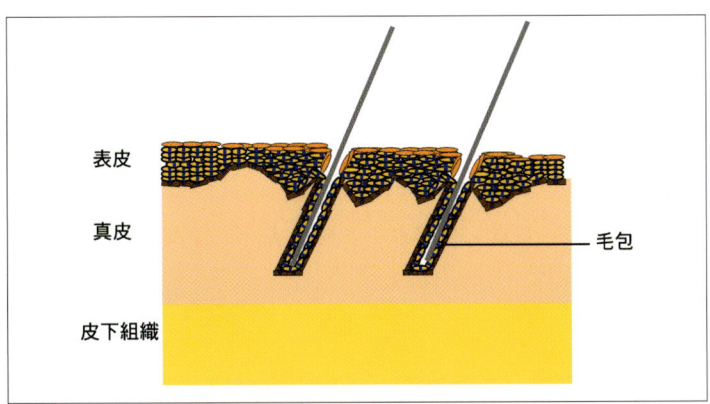

図4 皮膚の断面．表皮細胞は毛包のところで真皮の深くに入り込む．

4　III　正常の創傷治癒

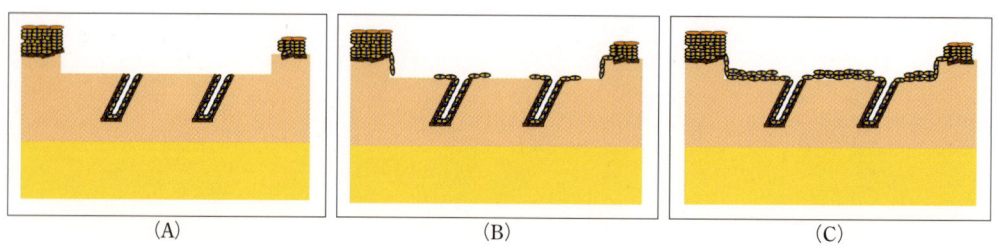

図5　浅い創の治癒過程．(A) 剝けた真皮内に毛包すなわち表皮細胞が残っている．(B) 毛包や辺縁から表皮細胞が遊走する．(C) 遊走表皮細胞により創が閉鎖される．

理解してよい．このような場合は毛包や辺縁から表皮細胞が遊走して創を閉鎖する（図5）．擦り剝き傷や浅いやけどが治るプロセスである．

B．深い創の治癒

真皮成分が残らない深い欠損である（図6A）．**①血液凝固期**，**②炎症期**，**③増殖期**，**④成熟期（リモデリング期）** の4段階を基本とする．それぞれのステージは，互いにオーバーラップしながら進行する．

(1) 血液凝固期

皮膚に損傷が生じると出血が起こり，凝固した血液が創をとりあえず一時的に閉鎖する（図6B）．いわば外敵侵入に対する応急処置である．血液凝固を担った血小板はつぎのステップで本格的な修復を開始するための人員を呼び寄せる．呼び寄せるための信号は血小板が放出する各種サイトカインで，代表の一つは血小板由来成長因子（platelet derived growth factor：PDGF）である．

呼ばれて登場するのは，治癒を阻むものを撃退する**白血球**，創を埋めるために働く**線維芽細胞**，補給路を担当する**新生血管**などである．

(2) 炎症期

炎症とは，生体組織が有害な刺激を受けたときに，その局所にひき起こされる一連の組織反応を意味する．創傷治癒過程においては修復を開始する前に治癒を阻む敵を退治，除去する必要があり，その時期を炎症期と呼んでいる．敵は細菌を中心とした病原体，こびり付いている壊死組織，異物などである．味方の主役は白血球〔顆粒球（好中球・好酸球・好塩基球），リンパ球，単球〕であり，これら炎症に関わる細胞を炎症性細胞と総称する（図6C）．

好中球は細菌の除去に働く．**リンパ球**は免疫応答で細菌・異物を攻撃する．単球は血管外に出ると**マクロファージ**となって細菌，異物を自らのからだに取り込んで（貪食），除去する．また好中球，マクロファージ，その他の細胞は壊死組織などに由来する邪魔な蛋

第1章 創傷治癒メカニズムの基本 —急性創傷と慢性創傷—

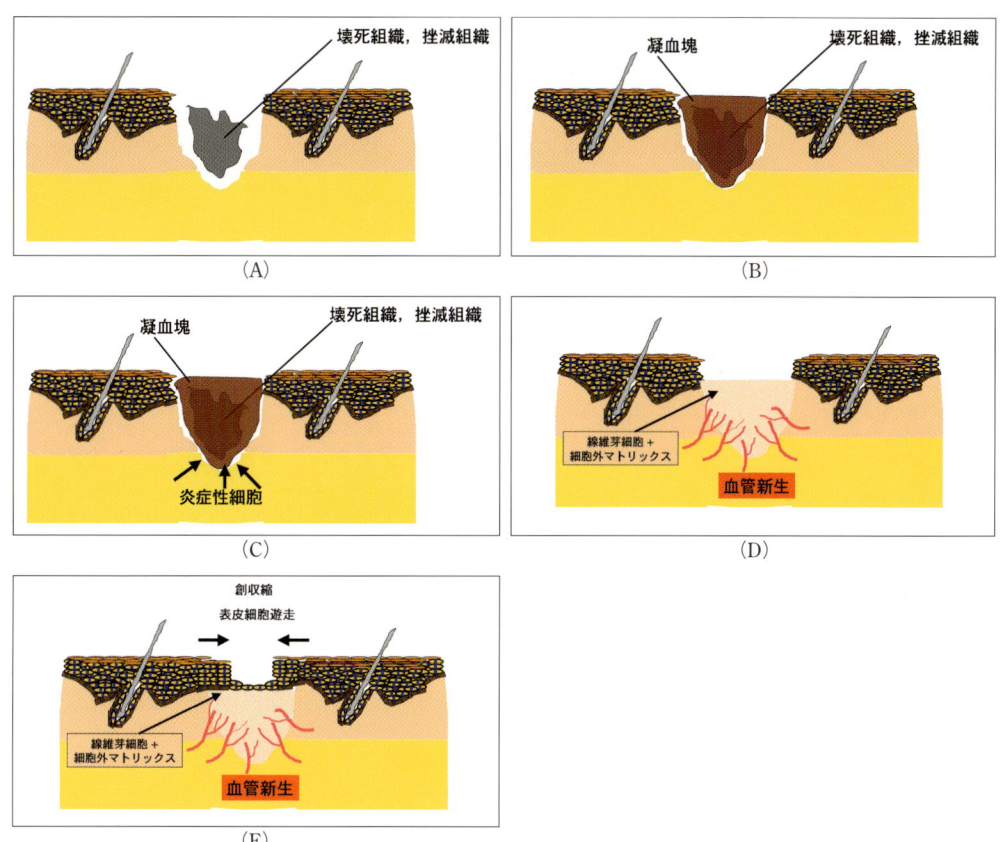

図6 深い創の治癒過程．(A) 真皮を越える欠損で壊死組織が残っている．(B) 出血による凝血塊がとりあえず欠損を塞ぐ（出血凝固期）．(C) 炎症性細胞が壊死組織や細菌など邪魔者を掃除，撃退する（炎症期）．(D) 線維芽細胞，細胞外マトリックス，新生血管などから成る肉芽組織が形成される（増殖期）．(E) 創収縮および表皮遊走で創が閉鎖する．

白質を分解するため protease（蛋白分解酵素）を分泌する．その代表は matrix metalloproteinase（MMP）と総称される一群の protease である．

(3) 増殖期

(a) 細胞外マトリックス合成

反治癒勢力の撃退，除去が進むうちに（受傷から2～3日）本格的修復作業がはじまる．ここで欠損を埋めようとするのが線維芽細胞である．欠損は細胞だけで埋まるわけでなく細胞とそれが作り出す**細胞外マトリックス**（extracellular matrix：ECM）で充填される．細胞外マトリックスは細胞の周りを構成する骨格構造で，細胞をヒトにたとえればECMはヒトが作って住む建物である．ヒトは自らを守る建物を建設・改築しながら生命活動に必要な仕事をしていく．細胞の移動や接着やシグナル伝達はECMを通じて行われる．

代表的なECMはコラーゲン，エラスチン，フィブロネクチン，コンドロイチン硫酸，

ヒアルロン酸といったもので比較的よく耳にする物質である．これらが皮膚の張り，弾力性，保湿などを担う成分として多くの化粧品に含まれるためである．

(b) 血管新生

作戦遂行にあたって前線に食料・物資・兵器の補給，人員の補充を行う補給路はきわめて重要で勝敗を左右する．創傷では損傷部に向かって新しい血管ができる**血管新生**という現象が起き，その血管が補給路となって働く細胞に必要な酸素やエネルギーを与える．

現在創傷治癒を促進する療法は主にこの血管新生を盛んにするもので，より速やかに多くの補給路を作ることで戦況を有利にする．逆に癌の治療ではこの補給路を断つ兵糧攻めをする．

新生血管とECMおよび線維芽細胞やマクロファージなど種々細胞から成る組織を**肉芽組織**と呼ぶ（図6D）．

(c) 創収縮と上皮形成

肉芽組織が形成されると，線維芽細胞から分化する筋線維芽細胞が創の辺縁を引っ張って欠損部面積を縮めようとする**創収縮**という現象が起こる．また表皮細胞が遊走して創を閉鎖する（図6E）．遊走した表皮とその下の結合組織（元々の肉芽組織の部分）を**瘢痕組織**と呼ぶ．

図7Aは外傷による急性創傷である．肉芽組織形成後（図7B），創収縮による欠損の縮小が起こっている（図7C）．

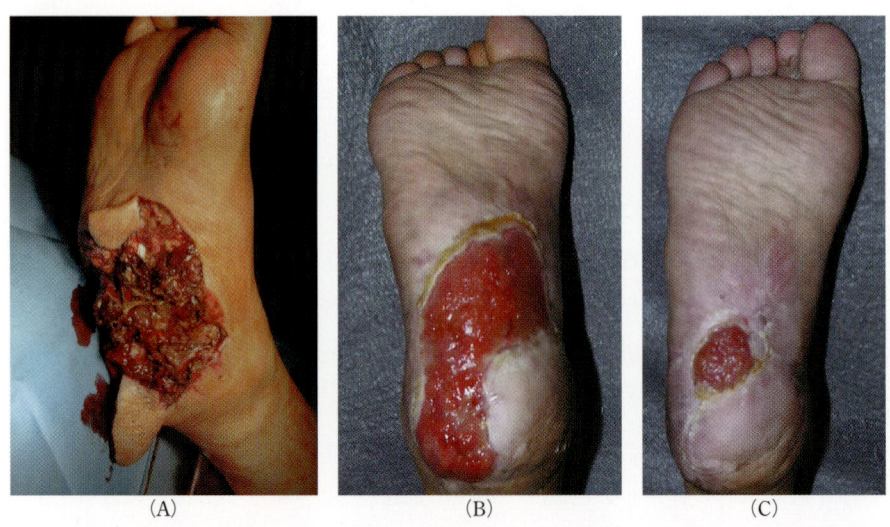

図7 外傷による足底の皮膚欠損における創収縮の過程．(A) 受傷直後の状態．(B) 肉芽組織が形成された時期．(C) 欠損が縮小しているが，創収縮の寄与するところが大きい．

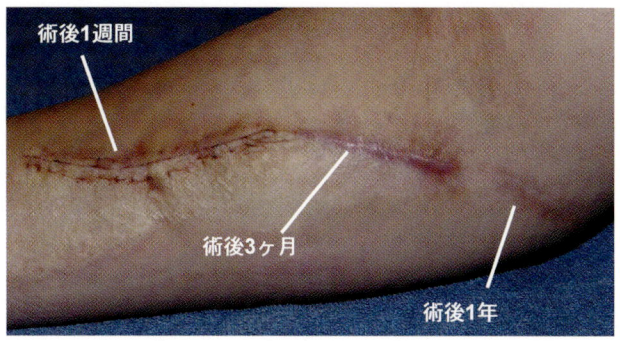

図8 瘢痕の経時的変化．前腕熱傷後の面状瘢痕に対して期間をおいて切除縫合による形成手術を行った．術後1週間の創に比べて術後3ヵ月の瘢痕は赤みが強く，盛上がっている．術後1年の部分では瘢痕が成熟して赤み，膨隆は消失している．

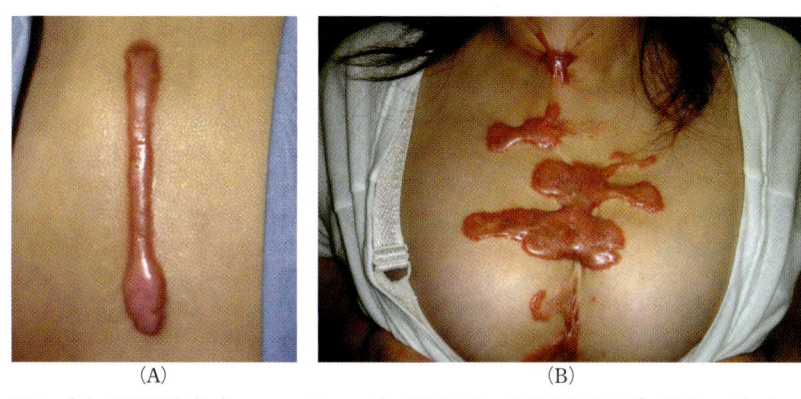

図9 (A) 肥厚性瘢痕（hypertrophic scar）．誘因あり．受傷部を超えずに隆起．(B) ケロイド（keloid）．はっきりした誘因なくても発症．受傷部を超えて周囲の正常皮膚に浸潤・拡大しながら腫瘍性に増大する．

(4) 成熟期（リモデリング期）

ECM合成は数週間にわたるが，当初，傷跡（瘢痕）は赤く盛り上がっていることが多い．通常数ヵ月経過すると赤み・膨隆は軽減し，瘢痕は目立たなくなる（図8）．その際細胞・分子レベルでは合成と分解のバランス変化によるECMの再構築，細胞成分の減少，コラーゲン架橋強化による外からの力に対する抵抗力の増強が起こる．増殖期から成熟期にうまく移行せず長期にわたって目立つ傷跡が**肥厚性瘢痕**で，さらに元の創傷を超えてまで細胞活動が持続・拡大して腫瘍のように増大してしまうのが**ケロイド**である（図9）．

2. 一次治癒, 二次治癒, 三次治癒（図10）

　一次治癒とは縫合やテーピングによって創縁を寄せて欠損（ギャップ）を最小限にした状態での治癒である．欠損が小さい分そこを埋めなければならないマトリックスや労力は最小限で済むので，短期できれいに治癒する．

　二次治癒は創縁が離開した状態，ギャップのままの状態での治癒である．ギャップが大きくなると治癒期間が長く，瘢痕が多くなる．

　主に感染を伴う創傷に対して一定期間意図的に開放創として処置し，創がきれいになった後に縫合する過程を**三次治癒**という．

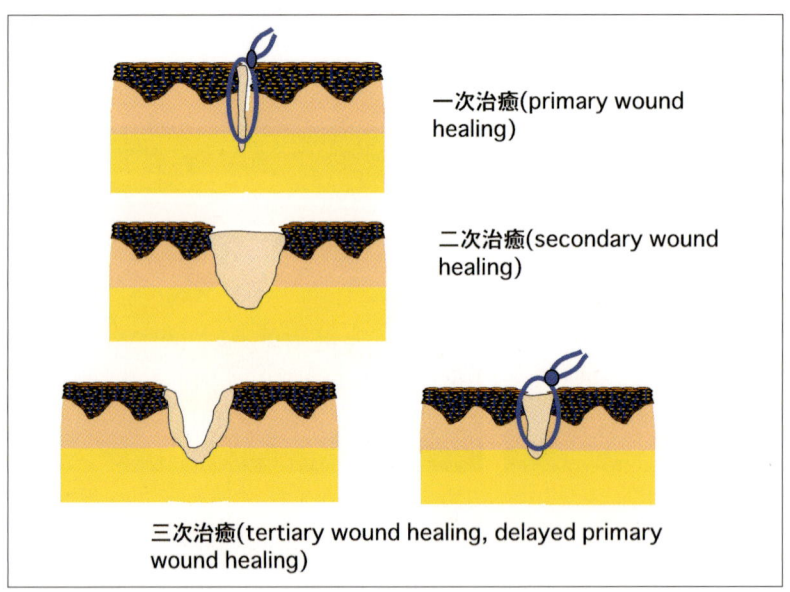

図10　一次治癒，二次治癒，三次治癒．

IV 慢性創傷・難治性潰瘍の対処法

　慢性創傷・難治性潰瘍への対処法は，一言で表すと，**停滞している創傷治癒機転が正常に稼動するように環境を整備する**ということである．このマネジメントを **wound bed preparation** と呼ぶ．次章以降，その実際を解説する．

■ 参考文献

1) 塩谷信幸監修：創傷治癒，ブレーン社，東京，2005
2) 波利井清紀，森口隆彦編集：形成外科 ADVANCE シリーズ　創傷の治療：最近の進歩，克誠堂，東京，2005

第2章 Wound Bed Preparation とは

Clinical Wound Healing

　慢性創傷・難治性潰瘍では停滞している創傷治癒過程がうまく動くように何とかする必要がある．フロリダ大学のSchultz博士（図1）が中心となり学術誌"Wound Repair and Regeneration"にその方法がまとめられている[1]．これを **wound bed preparation** と呼ぶ．本章では wound bed preparation の概念を解説する．

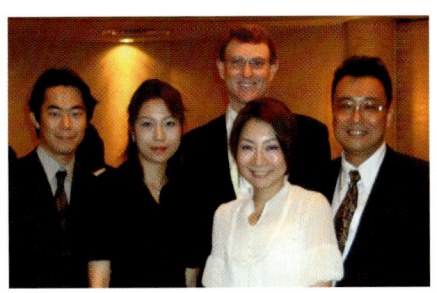

図1　Schultz博士（中央），筆者（右端）と埼玉医科大学形成外科のスタッフ

I　創の状態を整えるとは

　いかなる外用剤や被覆材を使おうともこれらの効果を発揮できるような状況を整えなければ無効である．

　それでは創の状態を整えるとはどういうことか．創傷治癒を妨げる因子を除き治りにくい状況を是正することである．全身的因子は別として創局所に話を限るが，wound bed preparation では注目，評価，除去（是正）されるべき項目を4つに絞る．その頭文字を取って **TIME** という[2]．その内容は **T**（Tissue non viable or deficit／壊死組織・不活性組織），**I**（Infection or Inflammation／感染または炎症），**M**（Moisture Imbalance／滲出液の不均衡），**E**（Edge of wound-non advancing or undermined／進まない創辺縁または皮下ポケット）である．

II なぜ TIME か

なぜ4つが創傷治癒の妨げになるのか．敵を知ることからはじめる．

1. 壊死組織・不活性化組織：T（Tissue non viable or deficit）

　生体が壊死組織を排除しようとするのが炎症期というプロセスであるが，壊死が残存してしまうとMMPなどの蛋白分解酵素をさらに産生して何とか除去しようとする．この煽(あお)りでECM，サイトカイン，細胞レセプターなど必要なものも破壊されてしまい炎症期が長引き，つぎのステップに移れなくなってしまう．また壊死組織の存在は創収縮や上皮進展の物理的な邪魔になり，細菌感染の温床ともなる．

2. 感染または炎症：I（Infection or Inflammation）

　細菌に攻撃され陣地を占拠される（感染が成立する）と生体側も反撃（炎症反応）せねばならず，創傷治癒どころではなくなる．「壊死組織・不活性化組織」のところで述べたのと同じように創傷治癒過程が炎症期で停滞してしまいそれ以上進まなくなる．菌に反撃するため集まった白血球は血管を塞いでしまい，創傷治癒に必要な補給路が断たれ，新たな壊死まで起こってしまう．

3. 滲出液の不均衡：M（Moisture Imbalance）

　○×問題で「創は乾燥させたほうが早く治る」という文に×をつけるのは創傷治癒の基本である．乾燥状態で水分補給のない所では創傷治癒に必要な多くの細胞が活動できない．また上皮が進展する際も適度に潤った環境が有利である．このように治癒に適した適度な潤いを保持した創傷治癒を**湿潤環境創傷治癒（moist wound healing）**と呼び次章で詳しく解説する．

　急性創傷で湿潤環境を作るためには創からの滲出液をその場に保持するのがよい．急性創傷の滲出液には治癒を促進する善玉サイトカインなど有益物質も含まれる．これに対して慢性創傷・難治性潰瘍の滲出液は，炎症を惹き起こす悪玉サイトカインや蛋白分解酵素など治癒を妨げる物質に富み有害となる．また感染や炎症により液量が多くなる．適度な湿潤を超えた過剰な滲出液によるずぶ濡れ状態はいろいろな害を及ぼす．

4. 進まない創辺縁または皮下ポケット：E（Edge of wound-non advancing or undermined）

創傷が治癒しない状況が長期にわたると創辺縁皮膚の進展がストップしてしまうことがある．この進まない創縁は病的創縁とも呼ばれる（図2）．これは細胞の老化（senescence）が原因とされる．老化とは創傷治癒過程で細胞が増殖のサイクルを過度に繰り返すことで増殖するポテンシャルを使い果たしてしまった状態と説明されている．成長因子や他のシグナルに細胞が反応しなくなる．細胞外マトリックス（ECM）やMMPなどのタンパク分解酵素の異常を伴う．正常なアポトーシス（apoptosis：個体をより良い状態に保つために積極的に起こさせる細胞の自然死）が障害されるため老化細胞はなかなか除去されない．

創縁の上皮細胞が創底に密着せず皮下ポケットを形成すると上皮の進展方向がポケットの裏側にまわってしまい創が閉鎖しない．このいわゆる皮下ポケット形成もこの項目に分類される．因みに皮下ポケットは英語でpocketとは言わずundermining（下掘れ状態）と表現する．

Edge of wound-non advancingに対してはデブリードマン，植皮や皮弁形成などの外科治療，種々薬剤・生体材料，補助療法など様々な手を尽くして対処する．

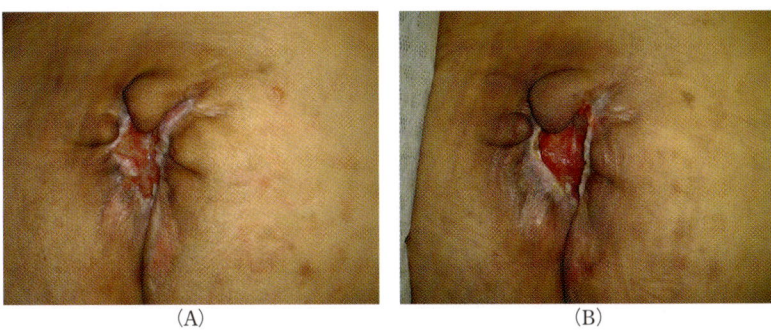

図2　Edge of wound-non advancingの例．（A）仙骨部褥瘡の初診時所見．胼胝様の角化性変化でふちどりされているのが病的創縁の特徴の一つである．（B）2ヵ月後の状態．外用剤，局所管理の変更により肉芽組織の血行は改善しているが，上皮は進展せず創面積は全く縮小していない．

■ 参考文献

1) Schultz GS, Sibbald RG, Falanga V, Ayello EA, Dowsett C, Harding K et al: Wound bed preparation: a systematic approach to wound management. Wound Repair Regen 11 Suppl 1: S1-S28, 2003
2) Schultz GS, Mozingo D, Romanelli M, Claxton K: Wound healing and TIME; new concepts and scientific applications. Wound Repair Regen 13: S1-S11, 2005

第3章 壊死組織・不活性化組織の除去：デブリードマン

Clinical Wound Healing

　虚血や外力で皮膚・軟部組織が壊死して創傷ができる．この壊死組織や血行の乏しい不活性化組織が付着したままでは治癒が阻害されることを前章で解説した．生体はこの壊死組織を除去しようと働く．この時期が創傷治癒過程の炎症期である．しかし壊死組織の量が多い場合や硬く付着している時は生体の反応だけでは対処しきれず人為的に除去する必要がある．その医療行為がデブリードマン（debridement）である．

I　壊死組織の種類と呼び方

　創傷内の壊死組織片，挫滅組織片を debris（デブリス）と呼ぶ．
　壊死組織は乾燥して硬いものとふやけて柔らかいものの2種類がある．硬い壊死組織を eschar（エスカー）と呼ぶ（図1）．辞書的な意味は「かさぶた」「痂皮」などである．これに対して柔らかい壊死組織を slough（スラフ）と言う（図2）．こちらも辞書によると「痂皮」「脱落組織」の語意である．

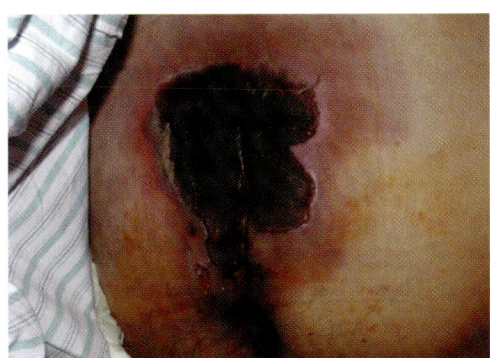

図1　Eschar と呼ばれる硬い壊死．

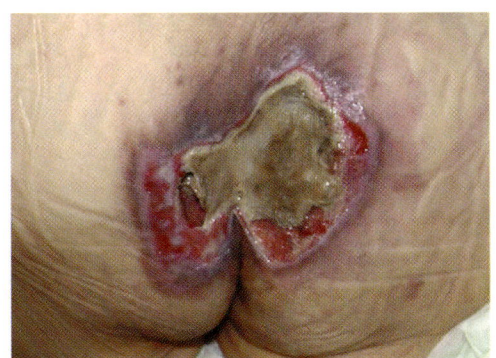

図2　Slough と呼ばれる柔らかい壊死．

II　デブリードマンの種類

1. 外科的デブリードマン（Surgical debridement）

　メス，ハサミ，ピンセットなどを使って壊死組織を外科的に切除する．出血するまで切り取るのが効果的であるが止血に難渋することもあり，ベッドサイドなどで行う際は壊死組織を多少残してもあまり出血しないように可及的デブリードマンに留める（図3）．根治的に壊死組織を切除する場合は止血のため電気メスを準備し可能であれば手術室で行う．手技の実際を後に説明する．

　重症下肢虚血（86頁）で創傷治癒に必要な血流が不足している部分に外科的デブリードマンを行うと創傷治癒に向かわず新たな壊死を招く危険がある．虚血肢が疑われる壊死に対しては経皮酸素分圧（103頁）や皮膚灌流圧（104頁）などにより微小循環血流を評価する必要がある．

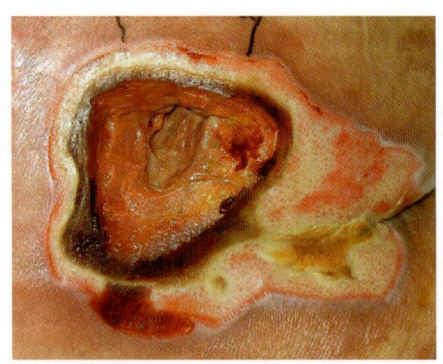

図3　辺縁皮膚からの出血を防ぐために，創縁の壊死組織は少し残して切除する．

2. 自己融解デブリードマン（Autolytic debridement）

　これは生体にもともと備わっている壊死組織を溶かそうとする作用であるが，ハイドロジェル（グラニュゲル®，イントラサイトジェル®）は壊死組織を湿らせ柔らかく（浸軟）するのでこの作用を促進する．経験的にはスルファジアジン銀（ゲーベン®クリーム）も浸軟作用が強く，抗菌作用も持つのでこの目的に適する．Eschar を slough にすることで除去しやすくなる（図4）．

3. 化学的デブリードマン（Chemical or Enzymatic debridement）

　壊死組織を分解する薬を塗る方法である．本邦では蛋白分解酵素であるブロメライン（ブロメライン®軟膏）が用いられる．

第3章　壊死組織・不活性化組織の除去：デブリードマン　　15

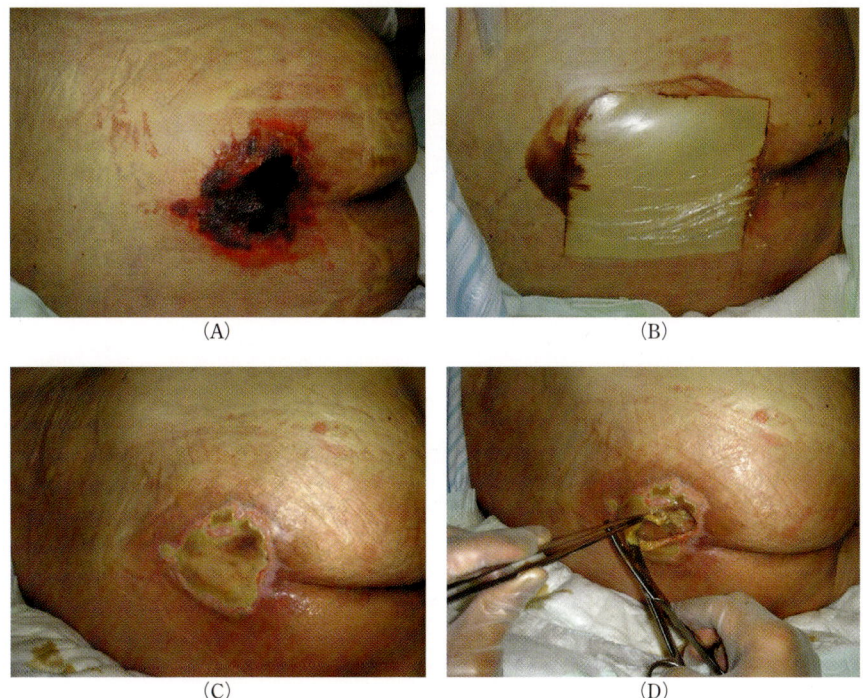

図4　(A) Escharの状態の壊死組織．(B) ハイドロコロイドとフィルムドレッシングで浸軟させ，(C) Sloughの状態に誘導した．(D) Sloughにすると除去しやすくなる．

4. 物理的デブリードマン（Mechanical debridement）

洗浄や足浴などで物理的に壊死組織，膿，細菌など有害物を除去する．

5. 生物学的デブリードマン（Biological debridement）

医療用の無菌ウジ（maggot）（ハエ幼虫）を使って壊死組織や膿を食べさせて創を浄化する方法である（図5）．Biosurgeryとも呼ばれ，maggotは世界最小の外科医などとも言われる．欧米で普及しており本邦でも医療用ウジを供給する会社が設立されている．

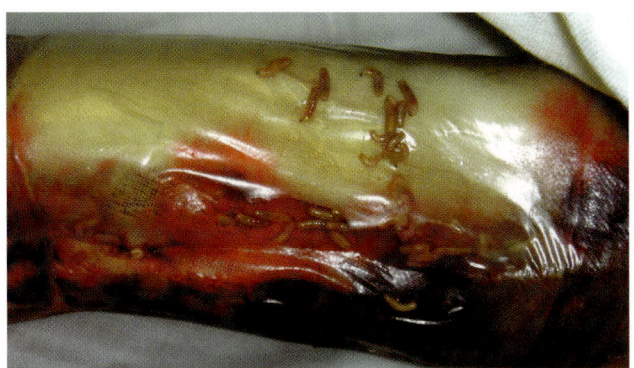

図5　無菌ウジ（maggot）（ハエ幼虫）による生物学的デブリードマン．

III 外科的デブリードマンの実際

　足外側部の壊死を例に全身麻酔または腰椎麻酔下に手術室で行う根治的な外科的デブリードマンの実際の手順を解説する.

　1) 壊死組織辺縁の健常皮膚に切開のデザインをする（図6A）. 健常皮膚からの出血は止まりにくいので電気メスやバイポーラーといった止血装置の準備がない状況（ベッドサイドなど）では壊死組織内で切開したほうがよい.

　2) メスで皮膚を切開し（図6B）, 断面からの出血を確認できるまで切除を進める（図6C）. 皮膚色が正常であっても皮下が広範に壊死となっていることがしばしばある. 黒色の皮膚壊死は氷山の一角であることを念頭に置き壊死した軟部組織をすべて除去する（図6D）.

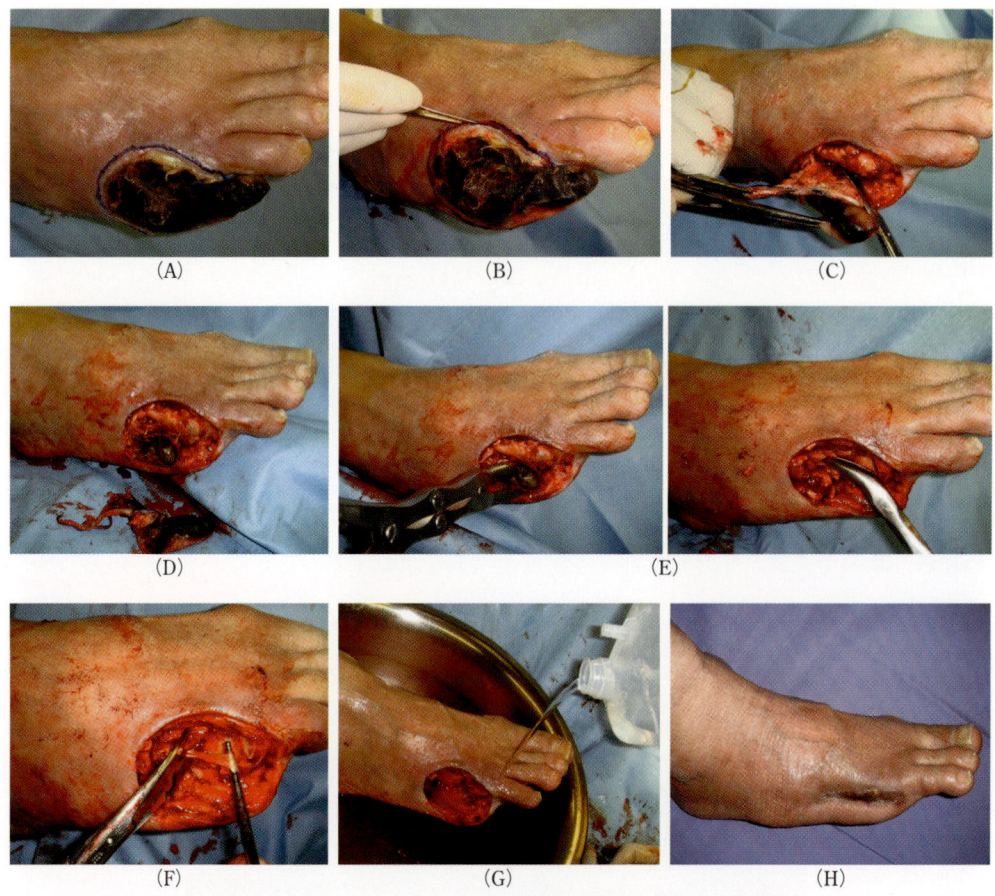

図6　虚血壊死に対する外科的デブリードマン.（A）壊死組織辺縁の健常皮膚に切開のデザインをする.（B）メスで皮膚を切開する.（C）切断端から出血を確認できるまで切除する.（D）壊死した軟部組織が除去され腐骨が露出した状態.（E）健常の骨に至るまでリウエル骨鉗子で腐骨を除去する.（F）腱は引っ張り出してなるべく中枢部で切る.（G）生理食塩水で十分に洗浄する.（H）治癒後の状態.

3) 血行障害・骨髄炎により壊死した骨を腐骨と呼ぶ．腐骨も完全に除去する．リウエル骨鉗子で皮質を挟んでかじり取るようにすると腐骨は柔らかく，グシャッと潰れるような感触を受ける．健常の骨に達すると硬くパリンと割れる感触となるのでその部位まで骨を除去する（図6E）．

4) 壊死組織の切除を進めると所々で腱を横切ることになる．糖尿病性足病変では感染は腱に沿って上行する傾向があるので，腱をコッヘルでつかんで引っ張り出しできる限り中枢部で切離する（図6F）．

5) 壊死組織の切除後に生理食塩水を使って十分に創を洗浄する（図6G）．

第4章 Moist Wound Healing（湿潤環境創傷治癒）

Clinical Wound Healing

　地球上の生物は海から誕生して以来，その生存・活動に「水」が不可欠である．創傷はからだの最前線防御壁が破壊された状態である．創傷治癒はその瓦礫の山を片付け，侵入する敵に抗戦し，防壁を修復する一大作業である．現場が灼熱の砂漠で水分補給が枯渇すれば作業困難に陥るのは当然である（図1）．このことからも「創は乾燥させたほうが早く治る」という文は×であることは想像がつく．

　しかし，過剰な滲出液で浸水してしまっても治癒の妨げとなる．

　乾燥しすぎても，ビショビショに濡れすぎてもダメで，適度に潤った環境が必要である．この環境を整えた創傷治癒が **moist wound healing**（湿潤環境創傷治癒）である．

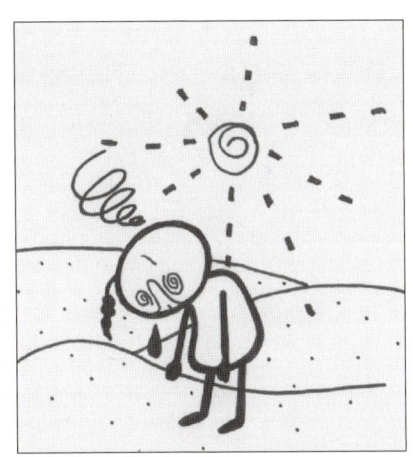

図1：創傷治癒では白血球，線維芽細胞，血管細胞などが活発に働く必要がある．これら細胞に水分が補給されず乾燥してしまったら活動できない．
イラスト：田崎トシ子

I　Moist wound healing のはじまり

　現在創傷治癒にとって理想的と考えられる環境の1つは熱傷などで生じる水疱である．水疱では創傷面の湿潤環境が保たれ，水疱が破れないかぎり外界からは遮断され細菌，異物は存在しない．また水疱内の液には白血球，マクロファージや細胞成長因子など創傷治癒に有利な成分が含まれる．湿潤環境創傷治癒の概念は，熱傷治療において水疱を温存するほうが破るよりもよく治ることが見出されたことにはじまる．

1. 戦争の時代

　第二次大戦の最中，アメリカでは大量の熱傷患者をいかに能率よく治療できるかの研究を進めていた．それまでは熱傷に対してまず水疱を破り，乾燥させて，さらに色素を染み込ませて抗菌作用を期待するという面倒な方法が主流であったが，戦時では消毒も抜きにした簡便な方法が検討されていた．

　その頃，ハーバード大学の外科 Cope 博士は，水疱液には創面にプラスな物質が含まれ水疱膜は保護膜になるのではないかと考え，従来の熱傷治療に疑問を抱き，新しい方法を試みていた．この研究は戦時下の国の思惑とも合致し，1942年には実用化の体制が整えられることになった．

2. ココナッツグローブの大火

　その年の11月，ボストンのナイトクラブで実に400人以上が死亡するという大火事が発生し，Cope らの病院では数百人の熱傷患者を一時に治療するという前代未聞の必要に迫られた．そこで検討中であった，いわば最大限手を抜いた治療方針を適用した．結果はこれまでの手の込んだ処置よりも，かえって成績が良く水疱の膜は biological wound covering として有効であることが示された[1]．そのナイトクラブがココナッツグローブという名前だったので，ココナッツグローブ大火（Coconut Grove Fire）として語り継がれている．その後も熱傷においては水疱を破るよりはそのままにしておく方が治癒の早いことが報告されるようになった．

3. 最初の科学的根拠

　1962年 Winter は動物実験で湿潤環境と乾燥環境における創傷治癒を比較した．ブタの皮膚欠損にフィルムを貼って創傷からの滲出液を創面に貯めて湿潤を保ったほうが，空気にさらして乾燥させた創傷より2倍も治りが早いことを証明した[2]．1963年 Hinman & Mainbach は同様に湿潤環境の方が治癒の早いことをヒトの皮膚創で検証した[3]．その後

も Winter らによるさらに詳細な研究や他の研究者の追試により湿潤環境が創傷治癒促進作用を持つことが確認された．

4．創傷被覆材（ドレッシング材）の開発

ガーゼなど旧来のドレッシングに対して湿潤環境創傷治癒を達成するためのドレッシングを近代的ドレッシング材（modern dressing）と呼ぶことが多い．近代的ドレッシング材として発売されたのは 1971 年 Smith & Nephew 社によるフィルムドレッシング材であるオプサイト®が最初である．片面に接着剤がついている透明なポリウレタンフィルムで水分は透過しないが，水蒸気や酸素は透過する．創を密封することで湿潤環境を保つものである．次いで 1983 年 Convatec 社はハイドロコロイド材であるデュオダーム®（本邦ではデュオアクティブ®）を発売した．これは湿性粘着力により単独で皮膚に粘着し創面を被覆し，滲出液を吸収してゲル化して湿潤環境を作るものである．その後現在に至るまで各メーカーで多くの近代的ドレッシング材が開発，製造，販売されている．

II　なぜ湿潤環境が良いか？

1．湿潤の利点

A．痂皮形成の抑制

創を乾燥状態におくと凝固して痂皮（かさぶた）となる．これが障害物となり表皮細胞はその下をもぐって進むしかないが，湿った環境では痂皮ができないため邪魔するものがなく，スイスイと表皮細胞が進展できる（図2）．

B．自己融解デブリードマンの促進

創傷治癒過程の初期では生体が壊死組織を除去しようとする自己融解デブリードマン（autolytic debridement）という機序が働く．その際に壊死組織が乾燥して硬くなっているよりも湿潤して柔らかいほうが有利である．

C．細胞活動の支持

乾燥状態では創傷治癒で働く種々の細胞は脱水による死の危機にさらされるが，湿潤環境はこれらの細胞の活動や遊走を容易にする．

D．滲出液成分の保持

急性創傷の滲出液には治癒を促進するサイトカインなどの有益な物質が含まれている．

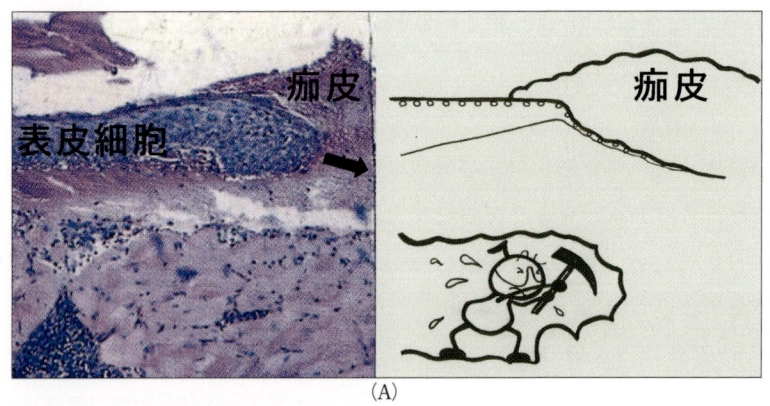
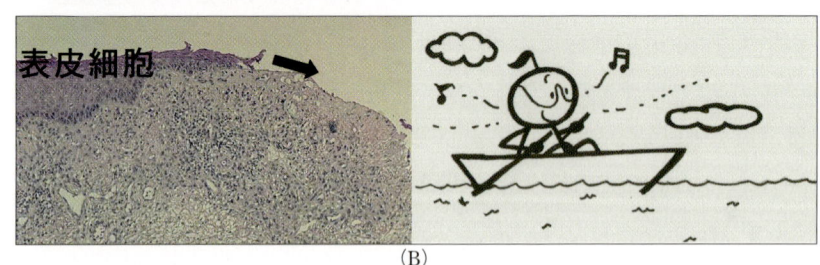

図2：創傷の組織像．矢印は創傷に対して再生表皮細胞が進展していく方向を示す．(A)は乾燥状態の創傷で痂皮ができるため，表皮細胞はその下を潜って進まねばならないため時間も労力もかかる．これに対し(B)の湿潤環境では痂皮が形成されず潤った創面上を妨げなく進展・遊走できる．イラスト：田崎トシ子

この滲出液を創面に留めて湿潤環境を作ることは治癒促進に繋がると考えられている．滲出液については後述する．

E．物理的損傷からの保護

ガーゼによるドレッシングでは乾燥のため創面とガーゼが固着してしまい，交換時に再生組織・上皮を剥がしてしまうことをしばしば経験する．湿潤環境ではドレッシング材が創面に固着しにくいので，このような損傷を避けることができる，また患者の疼痛も少なくすることができる．

2．湿潤は感染を助長しないか？

当初は傷口を塞ぐと感染を誘発するのではないかということが懸念された．Hutchinsonらは70件以上の文献を調査し，ガーゼなど旧来ドレッシングと閉鎖式の近代的ドレッシングの感染率を集計した．下腿潰瘍，褥瘡，植皮の採皮創，熱傷など多様な創傷について旧来ドレッシング1085例における創感染率7.1％に対し閉鎖式の近代的ドレッシング3047例では2.6％で有意に感染率が低いことを示した[4]．近代的ドレッシングの多くは外

からの細菌を透過させず，貯留した滲出液は細菌に対する抵抗性を持つので細菌の増殖を抑制すると考えられている．

ただし創傷の状況によっては感染を誘発・増悪させる可能性がある．ドレッシングによる閉鎖が可能な創であるかを見分ける必要がある．そのためには創傷を急性創傷と慢性創傷・難治性潰瘍に分けて論ずるのが便利である．

III　慢性創傷・難治性潰瘍の滲出液

浅い熱傷や擦りむき傷，植皮手術に伴う採皮創などの急性創傷の滲出液には治癒を促進する有益物質が含まれ moist wound healing で早く治すことができる．しかし，慢性創傷・難治性潰瘍ではそう簡単には行かない．

慢性創傷・難治性潰瘍の滲出液は，起炎物質や蛋白分解酵素を含み細胞増殖を損ない，ECM や成長因子を分解して治癒を妨げる．また，滲出液量が過剰なことが多く周囲の皮膚をふやけ（浸軟）させて新たな損傷を招く．これらのケアでは過剰液を排除したうえで適度な湿潤環境を保つ必要がある．

IV　Moist wound healing の具体的方法

Moist wound healing を達成するためには滲出液をうまく管理することである．その具体的方法は，創傷被覆材の利用（第5章）と局所陰圧療法の適用（第6章）である．

■ 参考文献

1) Cope O: Treatment of surface burns. Ann Surg 117: 885-893, 1943
2) Winter GD: Formation of scab and rate of epithelialization of superficial wounds in the skin of domestic pig. Nature 193: 293-294, 1962
3) Hinma CD, Maibach H: Effect of air exposure and occlusion on experimental human skin wounds. Nature 200: 377-378, 1963
4) Hutchinson JJ, McGuckin M: Occlusive dressings: a microbiologic and clinical review. Am J Infect Control 18: 257-268, 1990

第5章 滲出液の管理(1)：創傷被覆材

I 創傷被覆材を使うための必要条件

　前章で創傷被覆材は創感染を助長しないというデータに触れた．しかしやはり閉鎖された湿潤環境は細菌にとっても良い環境であることは間違いない．「**壊死組織・不活性化組織などが完全に除去され，感染がコントロールされている**」ということが創傷被覆材を使うための絶対必要条件である．

II 創傷被覆材の選び方

　創傷被覆材は滲出液に応じて選択する．創傷被覆材は種類によって吸収能力に違いがあり，滲出液量の多寡により適した創傷被覆材を選ぶ．その際の目安は「**創内は湿潤を保つが，周囲皮膚は乾いている**」という状況をつくることである．

　さらに詳しい被覆材の選び方の基準は1994年にAgency for Health Care Policy and Research（AHCPR）からガイドラインが出版されているが，1999年Ovingtonはより新しい知見も加味した基準を示している[1]（表1）．

表1　創傷被覆材使用のガイドライン

(1) 湿潤環境を維持できる被覆材を使う．
(2) 創傷の臨床所見に応じて被覆材を選ぶ．
(3) 創傷内は湿潤を保つが周囲皮膚は乾いている状況を維持できる被覆材を選択する．
(4) 創床を乾燥させることなく（過剰な）滲出液をコントロールできる被覆材を使う．コントロールできない滲出液（過剰滲出液）は周囲皮膚を浸軟させ，創の悪化を招く可能性がある．
(5) ケア時間節約のため適用法が簡単で頻繁の交換を必要としない被覆材を選ぶ．
(6) 創内の空洞は充填する．詰め込み過ぎは肉芽組織形成を阻害し，被覆材の吸水能を損なうので注意する．
(7) 肛門付近など留め置くことが難しい場所はよく観察する．

III 各種創傷被覆材

現在わが国で市販されていて近代的ドレッシング（modern dressing）を解説する．商品名はすべてを網羅するものではなく代表的なものである．

1. ポリウレタンフィルム

片面に接着剤がついている透明なフィルムで，吸水能力はないが，水（液体）は透過しないので創を密封することで滲出液を貯留し湿潤環境をつくることができる．水蒸気は透過するので体内からの発汗や不感蒸泄を妨げず，創周囲皮膚の浸軟を抑えることができ，皮膚のバリア機能を保つことができる．また細菌を通さないので，外界から創への細菌侵入を防ぐことができるとされている．

【使い方】

感染がなく，比較的浅い創で**滲出液が少ないときに適する**．アルギン酸塩被覆材やハイドロジェル材を適用した上を覆うもの（トップドレッシング）として使うことも多い．創傷のない皮膚に貼付して摩擦やずれを軽減し，褥瘡発生を予防する目的で用いることもある．

商品名――――

オプサイトウンド®（スミス・アンド・ネフュー），バイオクルーシブ®（ジョンソン・アンド・ジョンソン），テガダーム®（3M）

2. ハイドロジェル

浸水部分をもつ水溶性の架橋ポリマーで，大部分が水で構成されている透明または半透明のジェル状材料である．シート状のものとチューブから押し出して使うペースト状のものがある（図1）．自体の含有水分を創内に供給するため常時湿度を保つ．**滲出液の多い創には適さない**．

【特徴と使い方】

A．シート状のハイドロジェル

被覆材の含む水分で創の湿潤状態を維持するとともに創からの滲出液も吸収する．冷却作用により炎症を抑え，疼痛軽減効果がある．水蒸気に対して透過性があり，また外部からの細菌侵入を防ぐとされている．

滲出液が少なく，感染のない創に用いる．透明なため創を観察することが可能である．粘着性がないので絆創膏やフィルムドレッシングで固定する必要がある．

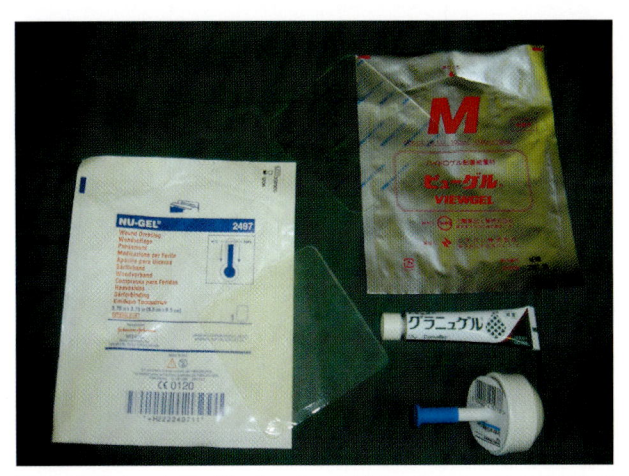

図1：各種のハイドロジェル．シート状のものとペースト状のものがある．

商品名―――――――――
ニュージェル®（ジョンソン・アンド・ジョンソン），ビューゲル®（大鵬）

B. ペースト状のハイドロジェル（図2）

　生体が本来もつ作用で壊死組織を融解して除去しようとする自己融解デブリードマン効果を促進するため用いることが多い．硬く固着した壊死組織に水分を与えて浸軟して自己融解デブリードマン効果を高める．肉芽形成や上皮化の促進，消炎・鎮痛効果もある．創や皮下ポケットに充填するように適用してポリウレタンフィルムなどで覆う．

商品名―――――――――
グラニュゲル®（コンバテック），イントラサイトジェル®（スミス・アンド・ネフュー）

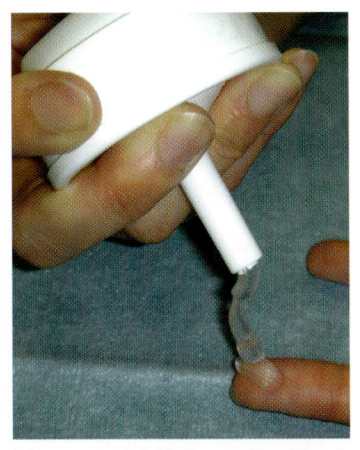

図2：ペースト状のハイドロジェル（イントラサイトジェル®）の性状．

3. ハイドロコロイド

　カルボキシメチルセルロース，ペクチン，ゼラチンなどの親水性コロイド粒子と疎水性ポリマーで構成されており，滲出液を吸収した親水性コロイド粒子が膨潤する．外層にはポリウレタンフィルムがついている．製品により親水性ポリマーと疎水性ポリマーの比率，厚さ，外層の成分が異なるため水分吸収能，水蒸気透過性，創傷面への接着性などが異なる．

【使い方】

　湿性粘着力により単独で皮膚に粘着し創面を被覆し，滲出液を吸収してゲル化して湿潤環境を保つ（図3）．交換時にゲル状物質が創内に残ることがあるので注意する．滲出液が多いと親水性コロイド粒子がドロドロに溶け出し崩壊し，過剰な滲出液は吸収しきれず創に粘着できなくなるので，**滲出液が多い創にはあまり適さない**．

　皮下ポケットや深い創には顆粒状やペースト状のハイドロコロイドを補助的に用いることができる．

　商品名————————

　デュオアクティブ®（コンバテック），コムフィール®（コロプラスト），テガソープ®（3M），アブソキュア®（日東メディカル）

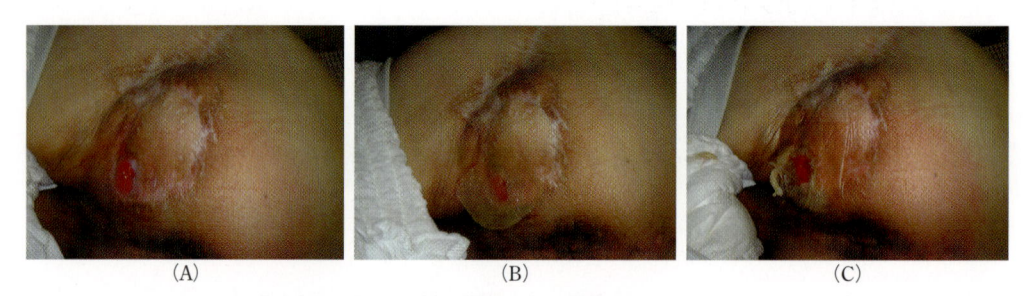

図3　ハイドロコロイド適用の実例．（A）坐骨部の褥瘡．（B）薄型のハイドロコロイド（デュオアクティブET®）を創に貼付した．（C）滲出液を吸収してゲル状になり湿潤を保つ．

4. アルギン酸塩

　海草から抽出されたアルギン酸塩を繊維状にして不織布にしたもので，カルシウムと結合して長い鎖状の重合体を形成する．滲出液中のナトリウムイオンとイオン交換を行いゲル化する．吸水作用が大きく，**滲出液の多い創にも用いることができる**．また止血効果や自己融解デブリードマン効果も期待されている（図4）．

【使い方】

　創に対する接着力はないので適用後にフィルムドレッシングなどのトップドレッシングを要する．創の大きさに応じてちぎって使うことが多い．創の深い部分やポケットを充填

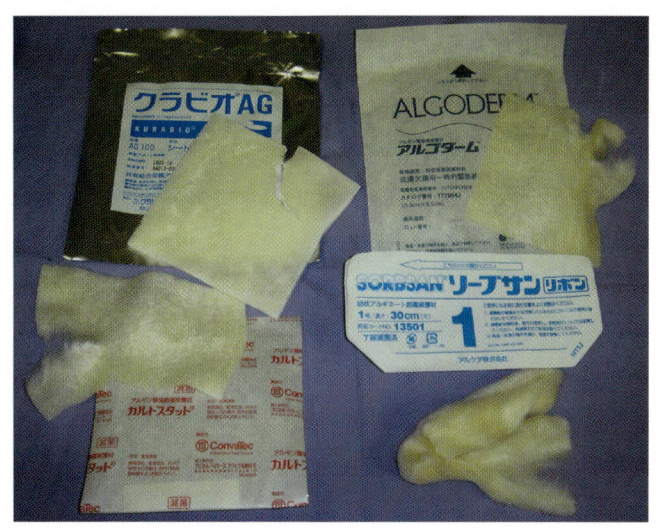

図4　各種のアルギン酸塩被覆材．創にあわせてちぎって使うことが多い．

するのに適している．交換時，創にゲルが残存しやすいので注意する．

　　商品名
　カルトスタット®（コンバテック），クラビオ FG®（光洋産業），ソーブサン®（アルケア），アルゴダーム®（スミス・アンド・ネフュー）

5. ハイドロファイバー

　カルボキシメチルセルロースナトリウム（CMC ナトリウム）100％から成るハイドロファイバーという繊維でつくられている．自重の約 25 倍の滲出液を繊維構造に直接吸収することができゲルを形成することで湿潤環境をつくる（図5）．繊維内部に吸収した水分の横方向への広がりを抑え，創周囲皮膚の浸軟を防ぐ．**滲出液が多い時に適する．**

【使い方】
　アルギン酸塩と同様にトップドレッシングが必要である．皮下ポケットや瘻孔に充填して死腔を軽減するのに適する．滲出液を吸収して形成されたゲルはアルギン酸塩のものよ

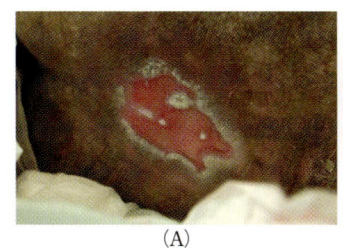

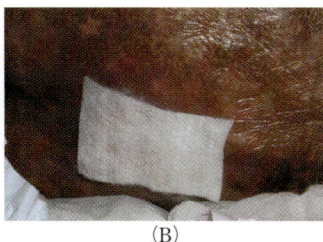

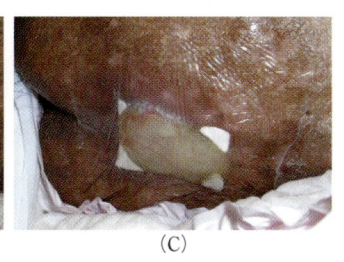

図5　ハイドロファイバー使用の実例．（A）仙骨部の褥瘡．（B）ハイドロファイバーを創に置きトップドレッシングとしてポリウレタンフィルムを貼り固定した．（C）滲出液を吸収してゲル状になった状態．

30   III 各種創傷被覆材

り強度があり，創部に固着しにくく，残存しにくい．

　　商品名
　アクアセル®（コンバテック）

6. ポリウレタンフォーム

　ハイドロセルラー構造となった親水性ポリウレタンフォームから成る．毛細管現象により親水性ポリウレタンフォームのセル（小部屋）が滲出液を吸水し，同時にセルを取り囲むポリウレタン部分でも水分を保持するので一度吸水した滲出液は漏れない．ポリウレタンが飽和状態になると，滲出液は次のセルに移動するという形で滲出液を徐々に吸収して湿潤環境を保持する．ゲル化しないため創部に溶解物が残らない．**滲出液の多い創に適用可能である**．

【使い方】

　標準タイプは接着力がないので，テープなどで被覆材周囲を固定するかトップドレッシングを要する．外層から滲出液の吸収状態を観察できる（図6）．端から1cmまで滲出液の染みが広がった時が交換の目安とされる．チップ状のポリウレタンフォームと非固着性の多孔立体構造フィルムの袋に詰めたものもあり，空洞創に充填して用いる．また，創部接着面全面に接着剤を塗布した粘着タイプは固定用のテープが不要である（図7）．

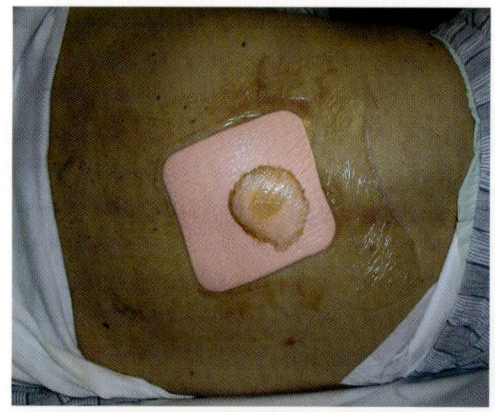

　　商品名
　ハイドロサイト®（スミス・アンド・ネフュー）

図6　背部創傷に対するポリウレタンフォームの使用例．ポリウレタンフィルムをトップドレッシングとしている．外層への染み出しで滲出液の吸収状態を観察できる．

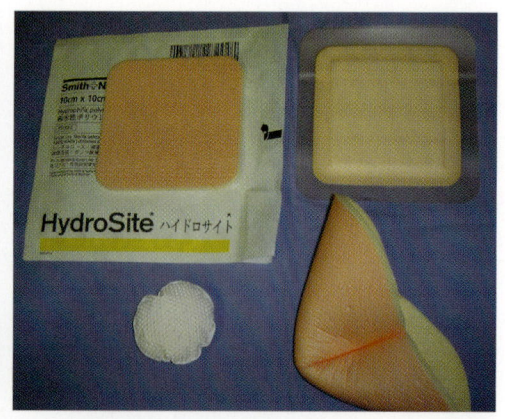

図7　各種のポリウレタンフォーム．

7. ハイドロポリマー

ハイドロポリマー・吸収パッド（滲出液を吸収して膨らむ），不織布吸収シート（滲出液を吸い上げる），ポリウレタン・カバーフォーム（水分を放出する）の3層構造からなる．ハイドロポリマー・吸収パッドは空洞部と壁部からなる多孔構造で，滲出液は最初に空洞部に取り込まれた後壁部に移動するので取り込まれた水分は逆もどりしない．吸水したパッドは膨らんで陥没した創面に密着し滲出液が貯まる間隙をつくらない（図8）．不織布吸収シートは滲出液を均一に吸い上げて液の横漏れを防ぐ．また外層のポリウレタン・カバーフォームからは水蒸気が蒸散する．

【使い方】
ポリウレタン・カバーフォームにはポリウレタンジェルが塗布されているので皮膚と接着させて貼付できる．**滲出液が中等量～少量の創傷に適する．**

商品名————————
ティエール®（ジョンソン・アンド・ジョンソン）

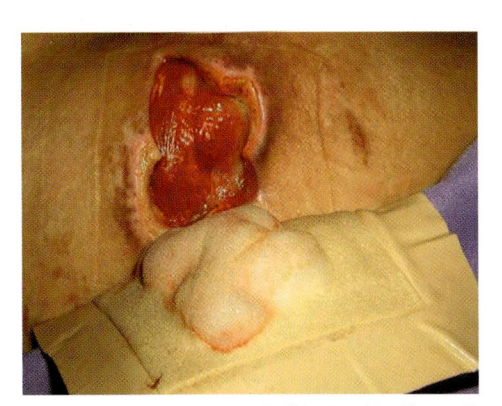

図8：ハイドロポリマーを比較的深い創に貼って数日後の状態．中央のパッドは滲出液を吸収して膨らみ創の凸凹にフィットしている．

8. ソフトシリコンドレッシング

ポリウレタンフィルムの背面層，多層性吸収部，およびソフトシリコン粘着材を展延したポリウレタンフィルムの創部接触面から構成される．

多層性吸収部において，滲出液は，親水性ポリウレタンフォーム（吸水層）により速やかに垂直方向に吸水され，不織布の拡散層で水平方向に拡散された後，上部にある高吸収性ファイバーの保水層に送り込まれ保持される．保持された滲出液は，ポリウレタンフィルムの背面層から水蒸気となって蒸散される．

32　III　各種創傷被覆材

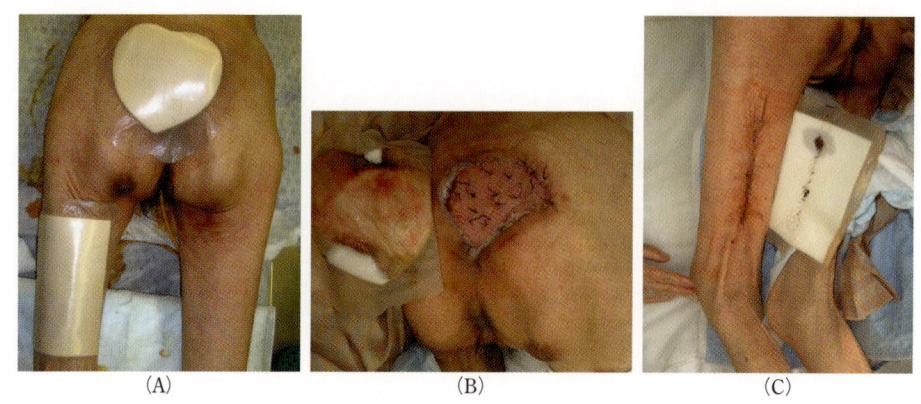

　　　　(A)　　　　　　　　　　　(B)　　　　　　　　　　　(C)

図9　メピレックスボーダーの使用例．ソフトシリコン粘着材による密着がよく滲出液が横漏れしにくい．

　創部接触面のソフトシリコン粘着材は，皮膚の凹凸部に密着し広い接触面にて接着性を確保しているので，ドレッシング除去時に創周囲皮膚やwound bedを傷つけるリスクを軽減する．また，その密着性によりドレッシングと健常皮膚との間に隙間を作らずに創縁部をシールするので，浸出液を横漏させずに創周囲皮膚の浸軟リスクを防ぐ（図9）．

【使い方】

　ソフトシリコンが展延されている面を創部に向け，被覆する．外からパッドに浸出液の吸収状態が観察できるので，浸出液の染みが90%になった時を交換の目安にする．

　浸出液の多い創に適用可能である．

　　商品名
　　メピレックスボーダー®（メンリッケヘルスケア）

9. 抗菌性創傷被覆材

　抗菌剤として銀を含有したドレッシングが世界的に使われている．本邦においてはハイドロファイバーに銀を入れたアクアセル® Agのみが認可されている．ハイドロファイバー繊維が滲出液を吸収してゲル化し，銀イオンを放出して抗菌効果を発揮する．

【使い方】

　使い方はハイドロファイバー（アクアセル®）と同じである．

　　商品名
　　アクアセル® Ag（コンバテック）

■ 参考文献

1) Ovington LG: Dressings and ajunctive therapies: AHCPR guidelines revisited. Ostomy/wound Management 45: 94S-106S, 1999

第6章 滲出液の管理（2）：局所陰圧療法

局所陰圧療法（topical negative pressure therapy）は創面に持続的に陰圧をかけることにより，創傷治癒を促進させる治療法である．

この治療法の呼び名は他に陰圧閉鎖療法，局所陰圧閉鎖療法などがある．英語ではnegative pressure wound therapy の略語として NPWT が頻用されている．

I 局所陰圧療法のはじまり

1993年 Fleischmann らが15例の開放骨折に陰圧環境下で治療を行い，創の浄化と肉芽形成が促進されることを示した[1]．1997年 Mullner らは褥瘡，外傷などの種々の軟部組織欠損に陰圧療法を行い，肉芽形成・創縮小が促進され，創が清浄化されたとしてその有効性を報告した[2]．

1997年 Argenta, Morykwas らはブタの皮膚欠損創に陰圧をかけると血流および肉芽形成率が増加し，細菌数が減少することを実験的に示した．また様々な原因による300例の創傷治療を行い，陰圧閉鎖療法は慢性創傷・難治性潰瘍の治療に有効であると結論した[3,4]．これを契機に同療法の有用性が多数報告されるようになった[5-7]．

II 局所陰圧療法のメカニズム

慢性創傷の滲出液は過剰で有害物質を含むことを第2章，第4章で説明した．その過剰な滲出液を排除する最も有効な方法が局所陰圧療法である．しかしこの療法が効果を発揮するのは滲出液の多い慢性創傷に限らない．過剰滲出液除去以外に細菌の吸引排除，細胞外液を減少させることによる局所浮腫の軽減などの作用が想定されている．

陰圧の物理的刺激による血流促進効果も検証されている．Morykwas, Argenta らは125 mmHg の陰圧で創傷辺縁皮膚（wound edge）の血流が増加し，400 mmHg 以上の陰圧で

は逆に血流が減少することを示した[4]．われわれも創傷底（wound bed）において同様の変化が起こることを実験的に証明した[8]．

III　局所陰圧療法の実際

　有害物を吸引して除去するといっても外科的デブリードマンに替わるほどの除去力はない．**デブリードマンが完了した創傷が対象となる**．創傷へ陰圧を負荷する装置を米国のKCI（ケーシーアイ）という会社がVacuum Assisted Closure（VAC）システムと名付けて製品化している．創傷面に接したスポンジ状のポリウレタンフォームに吸引用チューブを付けて陰圧をかける．多孔性のポリウレタンフォームには直径400～600マイクロメートルの開放性小孔が多数あいており，この小孔の存在により吸引用チューブからの陰圧を均等に創面に伝えることが可能となっている．

1. VACシステムの実際

　創に相当する大きさのポリウレタンフォームを切り取る（図1A）．創に充てんしたポリウレタンフォームの上をドレープで覆い密閉空間を作るようしっかりと周囲皮膚に密着させる．ドレープの中央付近をハサミで切り，そこから吸引チューブを挿入する（図1B）．挿入部は空気が漏れないように構造が工夫されている．チューブをキャニスターに接続し，吸引ユニットのモード，吸引圧を決定し治療を開始する（図1C）．最初の48時間は125 mmHgの陰圧を持続的に加え48時間経過後，125 mmHg以下の陰圧を5分加え，2分休止する間欠的陰圧負荷が推奨されている．

　VACシステムは本稿執筆の時点（2009年8月）において薬事承認を申請中で，外科系学会社会保険委員連合（外保連）からも局所陰圧閉鎖法の保険点数新設を要望している最中である．他先進国と比べ著しい遅れと言える．やむなくわが国においては各施設で利用

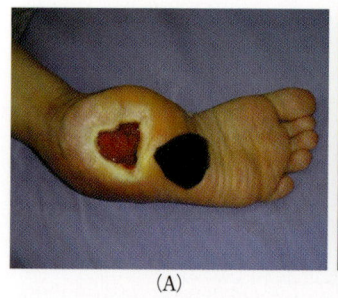

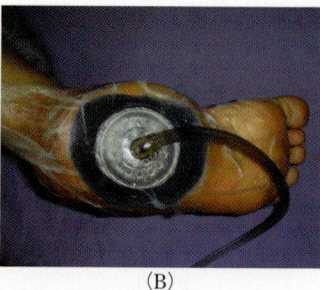

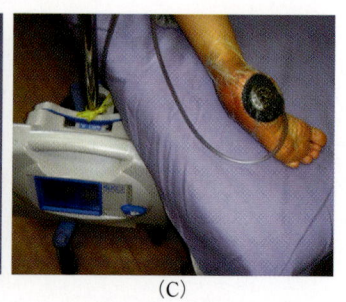

図1　VACシステムの実際．（A）創に相当する大きさのポリウレタンフォームを切り取る．（B）ポリウレタンフォームの上をドレープで覆い密閉し，吸引チューブを挿入する．（C）チューブをキャニスターに接続し，吸引ユニットのモード，吸引圧を決定し治療を開始する．

2. VACシステムを使わない局所陰圧療法

VAC専用のスポンジ状ポリウレタンフォームの替わりにポリウレタンフォーム創傷被覆材〔ハイドロサイト®（スミス・アンド・ネフュー）〕を使用する報告が多い[9,10]．感染傾向のある創にはヨードホルムガーゼも経験的に有効である[11]．食器洗いや洗車のためのスポンジを滅菌して使う場合もある．これは認可のない材料を医師の裁量権で生体材料として（細胞に接触させて）使用することになるので，創傷を的確に診ることのできる医師の管理下で行う必要がある（ラップ療法論争の観点と同様である）．

吸引チューブとして手術用の陰圧吸引ドレーン〔J-Vac®ドレーン（ジョンソン・アンド・ジョンソン）〕や口腔，鼻腔などの吸引チューブ〔サフィード®（テルモ）〕などが使われている．

装着方法はVACシステムと同様で粘着性のある透明フィルム（オプサイト®，テガダーム®，サージット®，パーミロール®など）で密閉して中央部を破って吸引チューブを挿入する．挿入口から空気が漏れないようチューブ周辺を粘着性フィルムで固定する．吸引装置としては中央配管による病棟の壁吸引を用いることが多い（図2）．至適な圧とされる125 mmHg程度に設定する．J-VAC®ドレーンのリザーバーや胸腔内手術の術後に使う電動式低圧吸引器〔HAMA®サーボドレーン（浜松医科工業株式会社）〕を使ったという論文もある[9,10]．

本田耕一先生〔時計台記念病院（札幌）院長〕は現在のように局所陰圧療法が普及する以前から身の回りにある器具（ポリウレタンフィルム，義歯用安定剤，シリコンチューブ，注射器）を使って陰圧負荷の方法を考案されているパイオニアである．在宅でもできる簡便な方法なので興味ある読者は先生の本を参照されたい[12]．

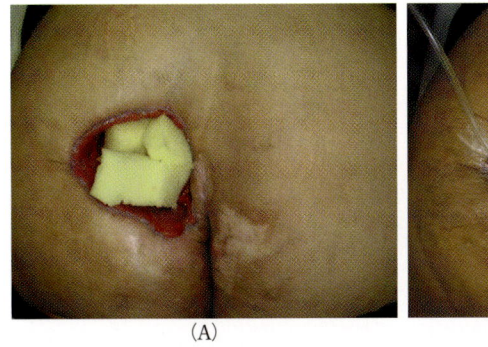

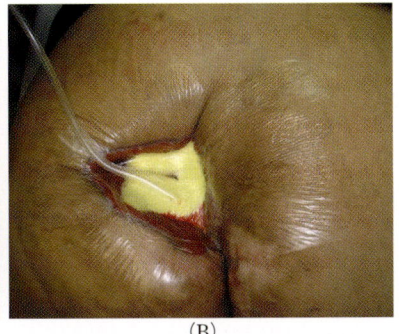

図2　VACシステムを使わない局所陰圧療法．(A) 創にスポンジを充填する．(B) ポリウレタンフィルムで密閉し吸引チューブして病棟の壁吸引で陰圧を負荷する．

久留米大学形成外科の清川兼輔教授（図3）は持続洗浄と陰圧吸引を組み合わせた治療法を発表されている[13]．われわれも適宜施行するが感染創に対してきわめて有効な方法である．

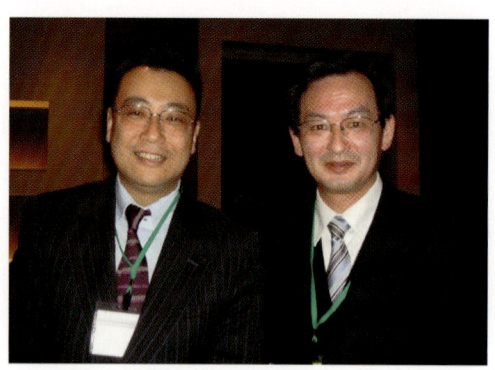

図3　清川兼輔教授（右）と筆者

第 6 章　滲出液の管理(2)：局所陰圧療法　　37

IV　局所陰圧療法の治療例

VAC システムの治験において経験した著効例を図 4 に紹介する．

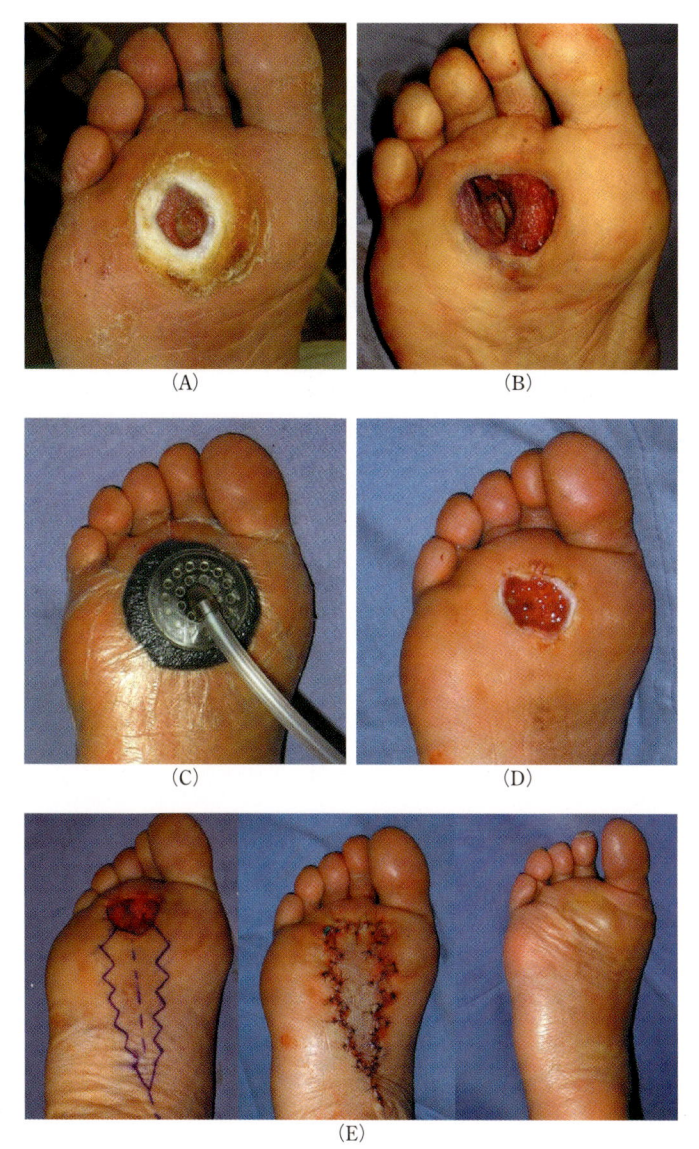

図 4　VAC システムを用いた局所陰圧療法．(A) 糖尿病性足病変による足底潰瘍．(B) 腐骨切除により足背皮膚に達する欠損となった．このままの深さでは皮弁・植皮による閉鎖は困難である．(C) VAC システムによる局所陰圧療法を行った．(D) 施行後 18 日で肉芽組織が足底のレベルまで増生した状態．(E) 皮弁形成術（step-ladder VY advancement flap）により創を閉鎖した．

■ 参考文献

1) Fleischmann W, Strecker W, Bombelli M, Kinzl L: Vacuum sealing as treatment of soft tissue damage in open fractures. Unfallchirurg 96:488-92, 1993
2) Müllner T, Mrkonjic L, Kwasny O, Vécsei V: The use of negative pressure to promote the healing of tissue defects: a clinical trial using the vacuum sealing technique. Br J Plast Surg 50: 194-9,1997
3) Argenta LC, Morykwas MJ: Vacuum-assisted closure: a new method for wound control and treatment: clinical experience. Ann Plast Surg 38: 563-76 discussion 57, 1997
4) Morykwas MJ, Argenta LC, Shelton-Brown EI et al: Vacuum-assisted closure: a new method for wound control and treatment: animal studies and basic foundation. Ann Plast Surg 38: 553-562, 1997
5) Deva AK, Siu C, Nettle WJ: Vacuum-assisted closure of a sacral pressure sore. Journal of Wound Care 6: 311-312, 1997
6) Baynham SA, Kohlman P, Katner HP: Treating stage IV pressure ulcers with negative pressure therapy: a case report. Ostomy/wound Management 45: 28-32, 1999
7) Antony S, Terrazas S: A retrospective study: clinical experience using vacuum-assisted closure in the treatment of wounds. J Natl Med Assoc 96: 1073-1077, 2004
8) Ichioka S, Watanabe H, Sekiya N, Shibata M, Nakatsuka T: A Technique to visualize wound bed microcirculation and the acute effect of negative pressure. Wound Repair Regen 16: 460-465, 2008
9) 館正弘，今井啓道，鳥谷部荘八，江口智明，平林慎一：胸骨正中し開創に対する陰圧閉鎖療法の検討．日本形成外科学会会誌 26：365-370, 2006
10) 宮村卓，寺師浩人，辻依子，柳英之，田原真也：われわれの工夫 代替VACシステム作製方法 形成外科 48：68-71, 2005
11) 渡辺裕美，大浦紀彦，市岡滋，中塚貴志：難治性潰瘍に対する局所陰圧療法の臨床経験．日本形成外科学会会誌 25：509-516, 2005
12) 本田耕一：誰でも出来る陰圧閉鎖療法による褥瘡治療．日総研出版，名古屋，2004
13) Kiyokawa K, Takahashi N, Rikimaru H, Yamauchi T, Inoue Y: New continuous negative-pressure and irrigation treatment for infected wounds and intractable ulcers. Plast Reconstr Surg 120: 1257-65, 2007

第7章 創感染の病態と診断

Clinical Wound Healing

　創傷とは生体を外界から防御する最前線バリアー（皮膚や粘膜）の破綻である．バリアー破綻は細菌の侵入を招き感染に至る．創感染が起こると創傷が治りにくくなるだけでなく，ひどい場合は細菌がさらに深部や血液中まで侵入して全身の感染（敗血症）となり命にかかわることさえある．したがって創傷ケアにおいて細菌感染は最大の関心事である．

I　まず問題

　図1の褥瘡患者さんに発熱その他の炎症所見はないが，創表面を拭った綿棒（スワブ）の培養でMRSAが検出された．培養で菌が検出されたのだからこの創は感染していると診断するか？
　答えはNOである．
　創傷においては細菌が存在することが必ずしも感染を起こしていることを意味しない．

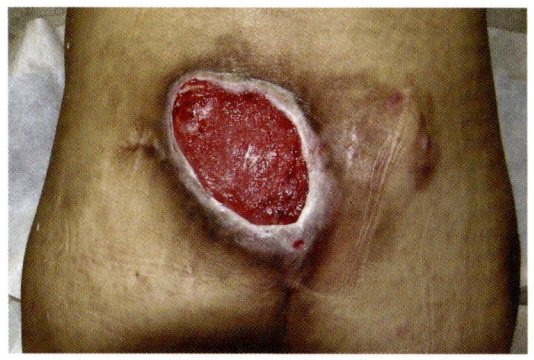

図1　この褥瘡の表面のスワブ培養でMRSAが検出された場合創感染と診断するか？

II 感染とは？

　微生物は住みかを求めて生体（宿主）に侵入しようとする．微生物が本来居ない部位に侵入された宿主はその微生物を排除しようと試みる．しかしその排除が働かないかまたは追いつかなくなると微生物が住みつく．この状態をcolonizationと呼ぶ．生態学的には寄生とも言う．その後宿主の栄養や機能を利用しながら安定した増殖を行い，宿主に何らかの症状・病気を起こす．この一連の過程全体を感染と言う．何らかの症状・病気が起こった時にとくに感染と呼ぶ場合がある．創傷治癒学・創傷ケアの領域では後者の立場をとる．

III 創傷と細菌の関係

　創傷に対する細菌の関わり方（存在のしかた）はつぎの4つに分類される．
① **Wound contamination**
② **Wound colonization**
③ **Critical colonization**
④ **Wound infection**

　Contaminationの発音はコンタミネーションで「汚すこと」や「汚染」の意味である．実験で細胞培養をしているシャーレに雑菌が入ってしまった時によく略して「コンタミした」などと言う．Colonizationはコロナイゼーションまたはコロニゼーションと発音し，「定着」「生息」「保菌」「コロニー形成」などの日本語訳があるが，創傷治癒の領域ではそのまま英語を使うことがほとんどである．とは言ってもカタカナ表記が馴染む程は一般化していないので，本書では英語で表記する．Infectionは説明するまでもなく感染を意味する．

1. Wound contamination

　分裂増殖しない細菌が創傷に居るだけで，細菌が存在はしているが生体が排除しようとする力のほうが強く増殖まではできないという状態（図2A）．

2. Wound colonization

　増殖能をもつ細菌が創に付着しているが，創（宿主）に害を及ぼさない状態で，宿主が細菌を排除する力と細菌の強さの関係が釣り合っていると言える（図2B）．

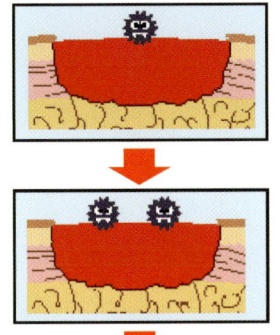

A：Wound contamination
創傷に菌が居るだけで，増殖しない状態．

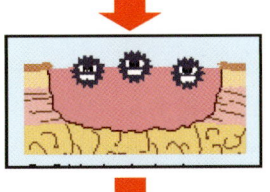

B：Wound colonization
増殖能をもつ細菌が創に付着しているが，創（宿主）に害を及ぼさない状態．

C：Critical colonization
Wound colonizationよりも細菌数が多くなり，創感染に移行しそうな状態．

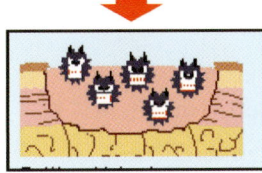

D：Wound infection
増殖する細菌が組織内部に侵入して創（宿主）に実害（創傷治癒阻害）を及ぼす状況．

図2　創傷における細菌の存在の仕方．

3. Critical colonization

　クリティカルコロナイゼイションと読み，「危機的定着」や「臨界保菌状態」などの意味となる．細菌数が多くなり創傷治癒に障害を及ぼしはじめる状態である．前述のcolonizationの状態から細菌の力が勝りはじめinfectionに移行しそうな状況である（図2C）．

　Critical colonizationのコンセプトはSibbaldらが抗菌剤入り創傷被覆材（nanocrystalline silver dressing）を慢性創傷に適用する研究[1]のなかで提唱したとされている．この研究において感染兆候のない創傷でも，銀（抗菌剤）入り被覆材を使用すると臨床所見の改善や滲出液の減少など創傷治癒促進効果が多くの患者でみられた．これらにおいては深い組織の生検による細菌量に変化はなかったが，スワブによる創傷表面の細菌は減少していた．

　Critical colonizationという用語は1996年米国の創傷治癒学会において"深部への浸潤はないが創傷治癒を阻害するような細菌の繁殖"としてはじめて使われたと紹介する総説もある[2]．創傷は感染しているか感染していないかの2つの状態だけではなく，無菌状態から感染まで連続的に推移するという考えを"Wound Infection Continuum"と称する．

4. Wound infection

さらに細菌の勢力が拡大して創傷の内部・深部に侵入して増殖し，創（宿主）に実害・症状（創傷治癒阻害）を及ぼす状況である（図2D）．創傷の組織を生検して組織1gあたりの細菌量が 1.0×10^6 colony-forming units（CPU）より多くなると創傷治癒が遅延するという研究結果がある[3]．CPUとは細菌検査の結果に使われる単位で，培地で培養した菌がつくる集団（コロニー）の数を表す．組織内の細菌量が 10^5 CPU/g より多くなると分層植皮が生着しないという研究[4]もありこれに類似する．しかし感染が成立するかどうかは細菌の量だけでなく細菌の毒性と宿主の抵抗力も関与するので単純ではない．

また細菌は周囲のフィブリンに細菌自身が産生するグリコカリックスを付加する形で，**バイオフィルム（biofilm）**と呼ばれる高分子化合物を形成する．バイオフィルムは宿主による感染防御，抗生物質や消毒剤による除菌を妨げ，創傷感染治療を困難にする大きな要因である．

スワブで培養すると wound contamination や colonization でも菌は検出されてしまう．菌培養で陽性だからといって創感染であるとは言えないわけである．

IV　創傷における感染の診断

創表面を拭った培養結果では創感染と診断できない．それでは創感染はどのように診断すればよいか？　感染の診断は主に臨床所見により行う．

1. 創感染の臨床所見

感染には局所の**疼痛，熱感，発赤，腫脹，膿**といった**炎症所見**が伴う（図3）．また脆弱な不良肉芽，過剰肉芽，滲出液の増加，膿苔（slough）の出現（図4，図5）などが感染の症状である[5]．疼痛，創の拡大・新たな破綻，悪臭といった兆候のある創傷では組織1g当たり 10^5 CFU/g 以上であることが多いとも報告されている[6]．はじめに問題に出した図1の創面は血行がよく鮮紅色を呈し，表面は平坦で顆粒状，滲出液は少ないという典型的な良性（健康）肉芽組織で感染の兆候はない．

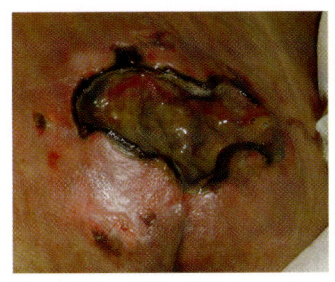

図3　発赤，排膿，発熱といった炎症兆候のある褥瘡．

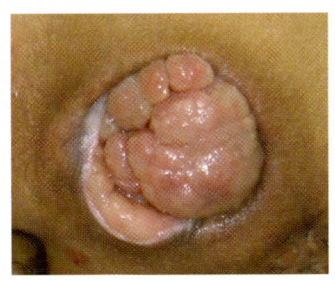

図4　淡いピンク色を呈し浮腫状で，過剰肉芽のため所々隆起する．排膿や滲出液も多い不良肉芽の例．

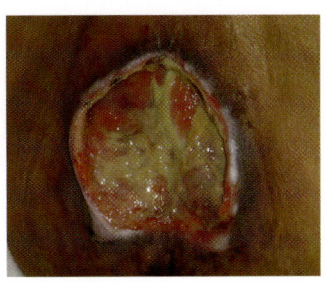

図5　膿苔（slough）を伴った肉芽組織．

2. 微生物学的検査

　創部の生検をすれば最も正確な情報が得られるが侵襲的であるため滅多に行われない．

　スワブ法では創表面の colonization も検出してしまうため正確ではないと述べたが，定量的な微生物学的検査が可能であればスワブ法の中でも**レバインの手法**（Levine technique）は有用であると言われている．この手法は創洗浄後，綿棒を創面にあて，十分に圧力をかけながら 1 cm^2 以上回転させながら創傷組織から圧出した液体を採取する方法である．

V　感染の診断に役立つ NERDS と STONES

　感染の臨床兆候を憶えやすくするため症状の頭文字をとった **NERDS** と **STONES** という指標がある[7]．NERDS は創表層において細菌負荷が増大した時の兆候とされ critical colonization の症状に相当すると考えてよい．

　　N：Nonhealing wound：適切な治療にも関わらず創が治癒しない．
　　E：Exudative wound：滲出液が多い．
　　R：Red and bleeding wound：創底が明るい赤色（bright red）で過剰肉芽を伴う．脆弱で出血しやすい．
　　D：Debris in the wound：創内に壊死組織や不活性化組織がある．
　　S：Smell from the wound：悪臭

これに対して STONES は深部の感染徴候を表す．

　　S：Size is bigger：創の大きさが拡大する．
　　T：Temperature increased：創傷周囲の熱感．
　　O：Os（probes to or exposed bone）：骨が露出しているかゾンデ（英語では probe と言う）が骨に達する場合は骨髄炎の可能性が高い．

N：New areas of breakdown：創傷近くの皮膚が新たに破綻する．
E：Exudate, erythema, edema：滲出液が多い，発赤，浮腫．
S：Smell：悪臭

VI 骨髄炎の診断

　前項 STONES の兆候の"O"にあるように骨髄炎は深部の創傷感染の重要項目である．骨への感染は一般に，(1) 血流によるもの（身体の他の部位から血液を介して骨へ感染する），(2) 開放骨折，骨の手術，骨内異物などで直接細菌が骨に侵入して感染するもの，(3) 外傷，虚血性潰瘍，糖尿病性潰瘍などで汚染された軟部組織から骨に感染するものといった3つの経路がある．創傷治療と関連する骨髄炎の多くは後2者となる．

　診断には骨生検による細菌定量が確実であるがやはり侵襲的なので臨床所見，画像診断によることが多い．

1. 骨髄炎の臨床所見

　潰瘍底をゾンデや鑷子などで探って骨を触れる場合は骨髄炎の合併を考える．下肢潰瘍では足趾の腫脹，発赤（ソーセージ様変形 sausage toe）も趾骨の骨髄炎を疑わせる所見である（図6）

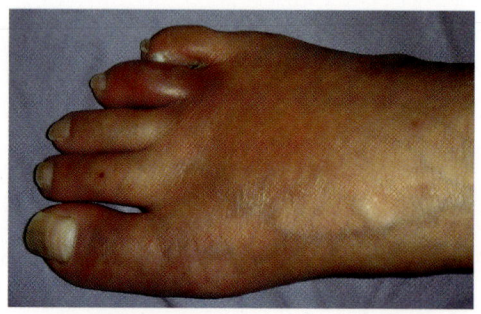

図6　第4趾の腫脹，発赤（ソーセージ様変形）は骨髄炎を疑わせる．

2. 骨髄炎の画像診断

　単純レントゲン写真では骨皮質の消失，骨破壊・断片化，骨吸収像（透過性増大）などをみる（図7，図8）．

　MRI においては T1 強調画像で低信号，STIR 画像で高信号を呈する場合は骨髄炎を疑う．骨髄炎の初期には MRI のみに変化が現れ，単純レントゲン写真では異常所見のないことがある（図9）．

第 7 章　創感染の病態と診断　　45

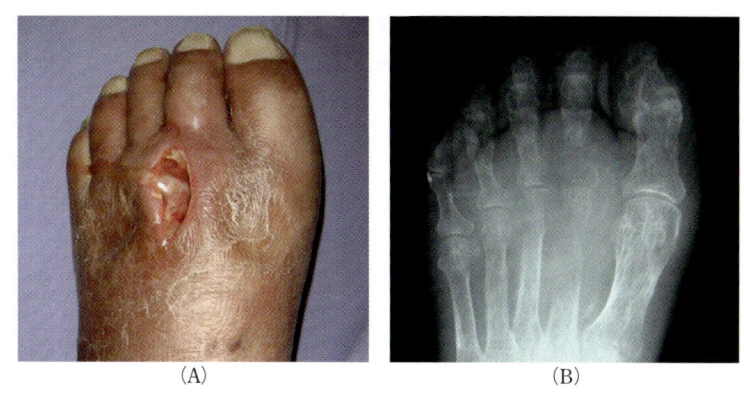

図 7　骨髄炎の臨床・レントゲン所見．(A) 発赤，腫脹があり足背から排膿をみる．(B) 単純レントゲン写真で第 2 基節骨に骨皮質の消失，骨破壊があり骨髄炎と診断される．

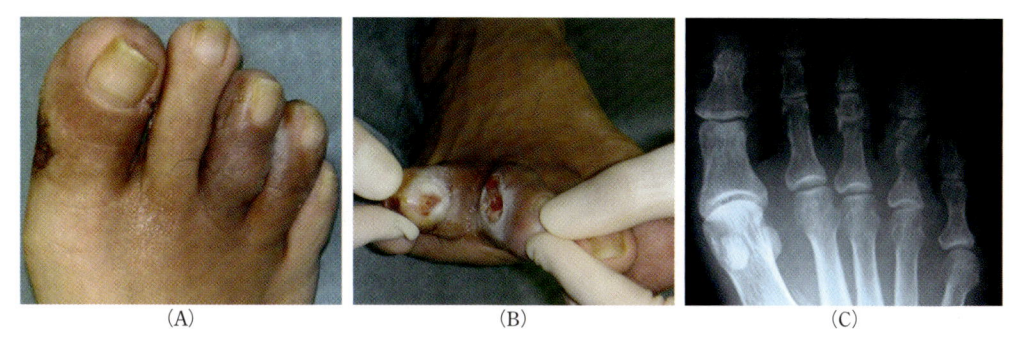

図 8　骨髄炎の臨床・レントゲン所見．(A) 第 3，4 趾が腫脹，変色している．(B) 第 3，4 趾間に潰瘍があり骨に通じている．(C) 単純レントゲン写真で第 3，4 趾に骨破壊・断片化がみられ，骨髄炎と診断される．

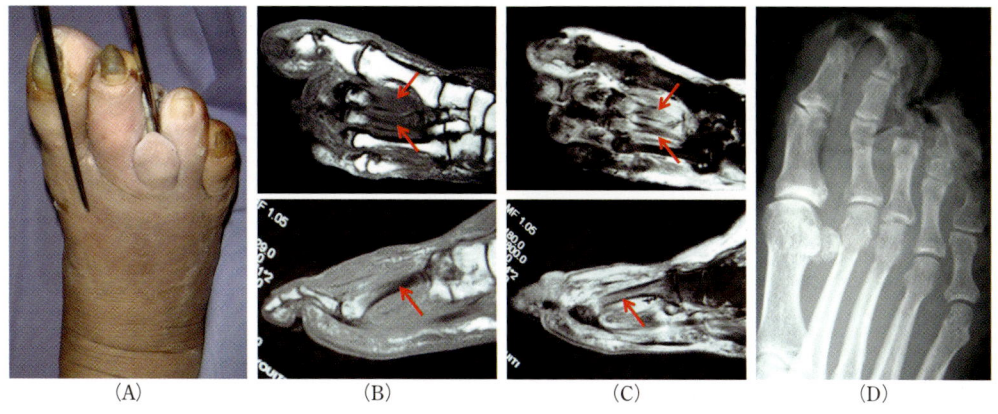

図 9　MRI で骨髄炎が疑われる症例．(A) 足尖部から排膿があり骨に達する瘻孔がある．(B) T1 強調画像において第 2，3 中足骨が低信号を呈する（矢印）（第 1，4 中足骨が白く映っているのに対し，第 2，3 中足骨は黒く映っている）．(C) STIR 画像において第 2，3 中足骨が高信号を呈する（矢印）（第 1，4 中足骨が黒く映っているのに比し，第 2，3 中足骨は白っぽく映っている）．(D) 単純レントゲン写真では中足骨の異常所見がはっきりしない．

■ 参考文献

1) Sibbald RG, Browne AC, Coutts P, Queen D: Screening evaluation of an ionized nanocrystalline silver dressing in chronicwound care. Ost Wound Mgt 47: 38-43, 2001
2) White RJ, Cutting KF: Critical colonization-the concept under scrutiny. Ost Wound Mgt 52: 50-56, 2006
3) Browne AC, Vearncombe M, Sibbald RG: High bacterial load in asymptomatic diabetic patients with neurotrophic ulcers retards wound healing after application of Dermagraft. Ost Wound Mgt 47: 44-9, 2001
4) Robson MC, Krizek TJ: Predicting skin graft survival. J Trauma1973; 13: 213-7.
5) Cutting KF, Harding KGH: Criteria for identifying wound infection. J Wound Care 3: 198-201, 1994
6) Gardner SE, Frantz RA, Doebbeling BN: The validity of the clinical signs and symptoms used to identify localized chronic wound infection. Wound Rep Reg 9: 178-86, 2001
7) Sibbald RG, Woo K, Ayello EA: Increased bacterial burden and infection: the story of NERDS and STONES. Adv Skin Wound Care 19: 447-61, 2006

第8章 創感染の治療

創感染は宿主（患者側）の抵抗力と細菌勢力のバランスが崩れて細菌側が優勢になることによって起こる．したがって創感染のコントロールと治療の要点は，細菌に対する抵抗力の促進と細菌数を減少させることの2点である．

I 抵抗力の促進

糖尿病患者の血糖コントロール，組織血流の促進など合併症の加療や栄養状態や水分補給の管理など全身的なマネージメントを行い，患者の抵抗力を極力維持・増進する．

II 細菌数を減少させる

作戦として最も重要なのは，細菌が生息し，増殖するための陣地や物資を与えないことである．つぎにできる限り細菌を創傷内から追い出すこと．さらに細菌を殺傷すること．排除封鎖が有効なこともある．

1. 陣地を与えない

細菌が増殖するのは壊死組織や異物といった増殖に適した場所や栄養があることが最大の原因である．その温床を除去することすなわち**デブリードマン**（第3章）は創感染の治療においても最優先の医療行為である．

2. 創内から追い出す

滲出液や膿の排液（ドレナージ）を促進することと創洗浄がこれにあたる．

48　Ⅱ　細菌数を減少させる

A．排液の促進

　皮下や壊死組織下に膿が貯まっている時は切開排膿する．

　Critical colonization から infection の特徴の一つは滲出液が多くなることである（第7章）．この滲出液は極力創傷から排除するのがよい．最も簡単な方法はドレッシングの交換回数を増やすことである．1日1回のドレッシング交換を1日2回することによって炎症兆候が改善することはしばしば経験する．

　積極的な排液促進は第6章で詳しく解説した局所陰圧療法の適用である．

B．創洗浄

　創洗浄は洗浄液により物理的に創表面から細菌や有害物を除去することを目的とする．創を傷つけず，有害物を除去できる適切な洗浄圧で，できる限り多量の洗浄液を使って洗浄する．

　洗浄液の種類は生理食塩水が勧められているが，多量に使用したほうがよいこととコスト面を考慮すると水道水によるシャワーが妥当である．汚染が強い場合は周囲皮膚の浄化も含めて石鹸を使ってシャワー洗浄を行う（図1）．創表面の膿苔などを除去する際にプラスチック手袋をして洗いながら創傷表面を擦るのも有効である．

　外傷や小手術の皮膚縫合創や擦過傷などに対し，キズを濡らしてはいけないからと入浴を禁止して毎日イソジン®やヒビテン®をキズに塗布する処置を繰り返す医師も多い．しかし開放創や抜糸前の縫合創もそのまま洗浄するのがよいことは常識になりつつある．

　下肢には足浴（foot soak）を行うことが多い．微温湯に10〜15分足を浸す．微温湯に消毒剤を溶かすこともある．しかし糖尿病性足病変では腱に沿って感染が上行する傾向が

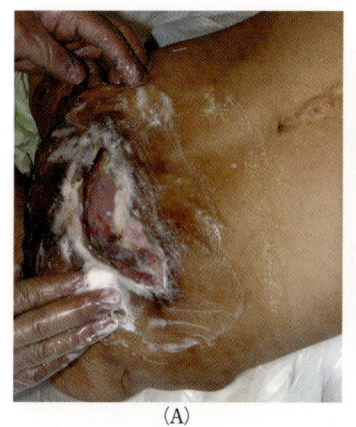

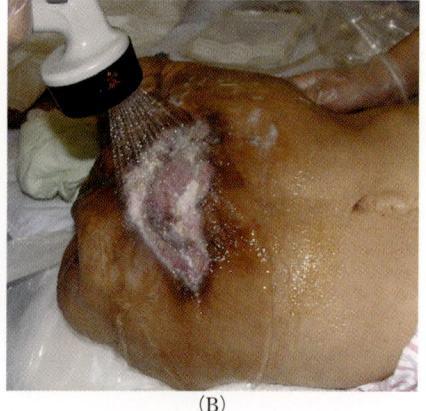

(A)　(B)

図1：仙骨部褥瘡の洗浄．(A) 創および周囲皮膚に石鹸を泡立てる．(B) シャワーでよく洗浄する．

あるため創傷を有する足には足浴はリスクが高い．シャワーや流水で洗浄することを勧める．

3. 消毒剤・抗菌剤の利用

　細菌を殺傷するために用いる．10％ポビドンヨード液（イソジン®），0.01％塩化ベンザルコニウム液（オスバン®，ジアミトール®），0.01％塩化ベンゼトニウム液（ハイアミン®），0.05％クロルヘキシジン液（ヒビテン®）といった液体のもの，白糖・ポビドンヨード（イソジン®シュガーパスタ，ユーパスタ®），ヨウ素・カデキソマー（カデックス®），ヨウ素・水溶性高分子（ヨードコート®），スルファジン銀（ゲーベン®）といった薬剤系，およびヨードホルムガーゼのような材料系のものがある．これらは殺菌作用と同時に正常細胞にも毒性を持つため創傷治療には使用するべきではないという見解があり混乱している．このことは次項（Ⅲ　創消毒の是非について）で考察する．

　深部に及ぶ感染徴候，蜂巣炎，敗血症による発熱など全身的感染症状があるときは抗菌剤の全身投与の適応となる．

4. 排除封鎖

　皮膚・軟部組織を越えて骨に感染が至る骨髄炎は厄介である（骨髄炎の診断は44頁）．骨髄炎に侵された骨（腐骨）を全切除するのが最良の策である．腐骨排除の後血行のよい筋皮弁または筋膜皮弁で封鎖するのが有効である．Wound healing society（WHS）（米国の創傷治癒学会）が新しく出した褥瘡治療ガイドライン[1]の中でも骨髄炎をデブリードマンして筋皮弁または筋膜皮弁で被覆する治療が高いエビデンスレベル（Level I）で推奨されている．

　図2，3は坐骨部褥瘡の骨髄炎を筋皮弁により完治させた例である．

50　Ⅱ　細菌数を減少させる

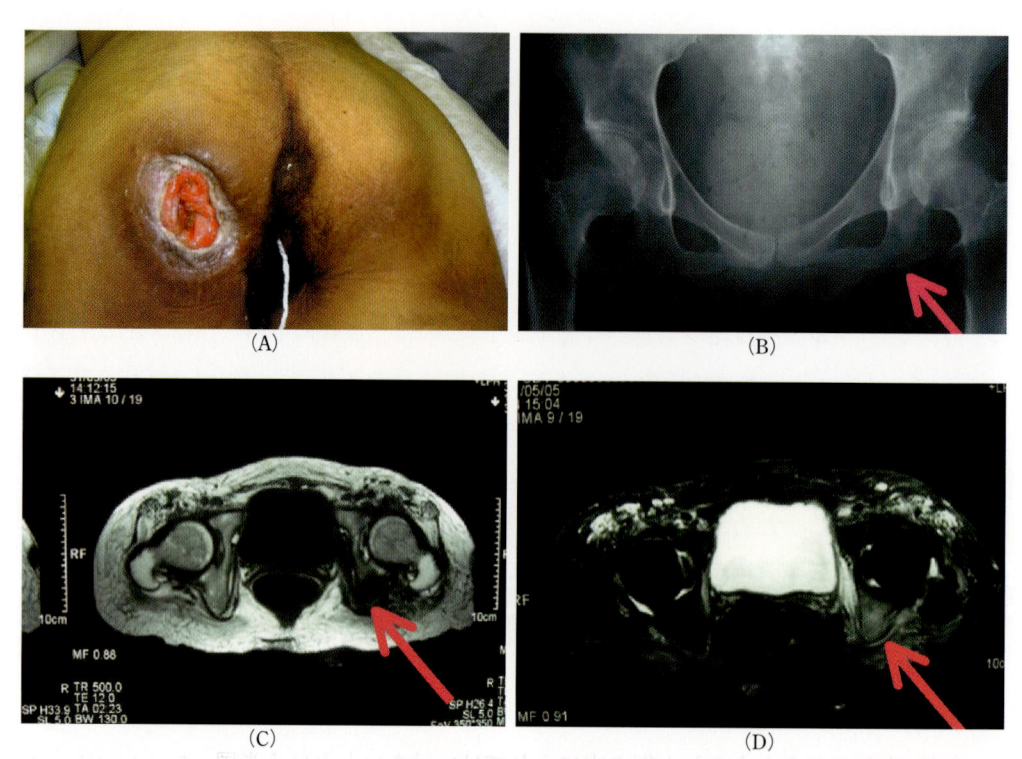

図2　感染創に対する筋皮弁の有用性．(A) 骨髄炎を伴う坐骨部褥瘡．(B) 単純レントゲンで坐骨骨皮質の消失，骨破壊がみられる．(C) MRIにてT1強調画像で低信号，(D) STIR画像で高信号を呈する．骨髄炎の所見である．

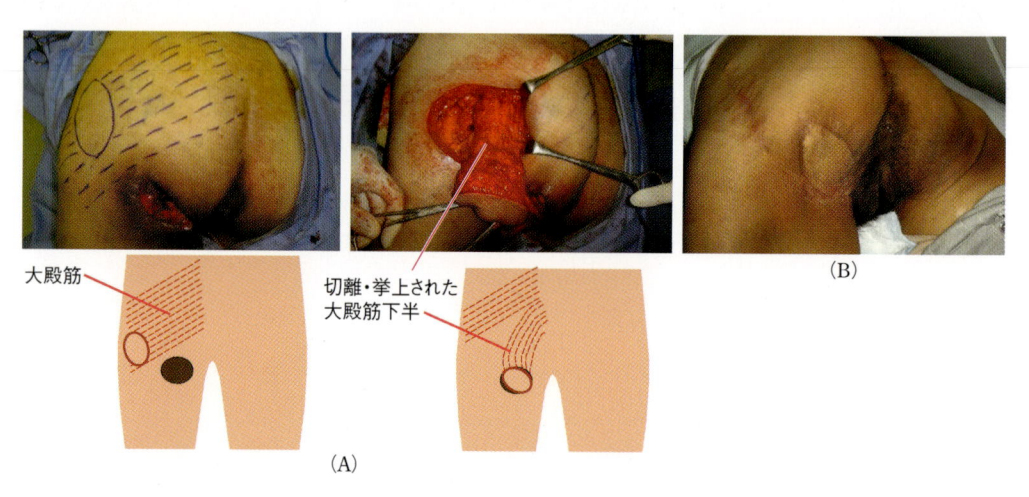

図3　Gluteal island flap による再建（図2と同症例）．(A) 筋皮弁（gluteal island flap）により欠損を被覆．(B) 術後1年の状態．

III 創消毒の是非について

1. 最も頻繁な医療行為

外科系の外来で一番頻繁に計上する保険点数は何か？それは「創傷処置」という処置料であろう．この「創傷処置」は発音しにくいこともあり臨床現場でそのままの名前で呼ばれることはほとんどなく，「包帯交換（包交）」「ガーゼ交換」「ドレッシング交換（dressing change，カルテには略してDCと書くことが多い）」などの通称で呼ばれる．その通称の中で最もよく使われるのは「（創）消毒」である．「創傷処置」＝「消毒」となるほど創傷治療において感染は大きな関心事である．

2. 消毒排除論

しかし消毒剤は特異的に細菌だけを殺すわけでなく，同時に防御や修復に必要な細胞も殺す．敵も味方も区別しない無差別爆撃になるので創傷には消毒剤を使うべきではないという考えが近年広まっている．

十数年前にETナース，WOCナース（現在の皮膚・排泄ケア認定看護師）が中心となり「目に入れて安全なものしか傷の中に入れてはいけない」という米国のコンセプトを導入したのが始まりである．1994年に米国のAHCPR（Agency for Health Care Policy and Research：医療政策研究機関）が出した褥瘡治療のガイドラインでは感染があっても消毒剤を用いてはならず，生理食塩水で洗浄するよう記載されている．その後創傷治療に関する書籍やインターネットでは創消毒は百害あって一利なしの行為とされ，「キズは消毒しない」というやり方は創傷治療に関心ある医療関係者の間で普及した．しかし一般的には未だ「創傷処置」＝「消毒」という認識も根強く，混乱している．

3. 創消毒には2種類

感染・炎症兆候のない創，例えばきれいな縫合創や第7章図1のような良質の肉芽組織表面の消毒はしないというのはほぼ異論の余地はない．問題は感染創や感染しそうな創をいかにするかである．その際，創の消毒を2種類に分けて考える必要がある．すなわち
(1) 液体系消毒剤（イソジン®やヒビテン®）を綿球に浸みこませてドレッシング交換時（多くは1日1回）に縫合創や創面に塗布する行為．
(2) 消毒剤入りの外用剤（カデックス®，ヨードコート®，イソジン®シュガー，ゲーベン®など）や抗菌性被覆材（アクアセル®Ag）を使って持続的に抗菌力を働かせようとする方法．

一般に創傷処置に伴う消毒は(1)であるが，この効果は疑問である．塗られた液体の

消毒力は永続せず，翌日消毒剤が塗られるまでの間に細菌勢力が復活・繁殖してしまうので意味が少ないと考えられる．しかし間歇的にでも敵を殺しておいたほうが有利かもしれず，創傷周囲の皮膚を消毒することで細菌負荷を減らしている可能性もある．消毒剤塗布は絶対有害無益であると言い切ることもできないと考えている．

　(2) の方法についても消毒反対派はやはり使わないことを原則としていることが多い．しかし筆者は持続的に抗菌力を働かせるのは有効であり積極的に利用するべきと考える．

4. 創消毒に関する最近の見解

　前出の古い米国褥瘡ガイドラインでは消毒排除が徹底していたが，最近では critical colonization（40頁）の概念確立もあり消毒剤の効用が見直されつつある．

　2005年日本褥瘡学会の「褥瘡局所治療ガイドライン」には「洗浄のみで十分，しかし明らかな感染を認め浸出液や膿苔多いときは洗浄前に消毒を行なってもよい」と記載されている．WHSのガイドライン（2006年）では感染のある時は局所に抗菌剤を使って細菌数レベルを減らすよう（"Decrease the bacterial level with a topical antimicrobial."）に高いエビデンスレベル（Level I）で推奨している．2008年に公表された創感染に関するインターナショナルコンセンサス[2]では「創感染治療において消毒剤の使用に対する関心が近年再び高まっている」（"Interest in the use of antiseptics in the management of wound infection has re-emerged in recent years."）と述べられ，「消毒剤としてとくに銀とヨウ素（ヨード）の使用を裏付けるエビデンスが増加している」（"There is a growing body of clinical evidence supporting the use of antiseptics silver and iodine in infected wounds."）と記されている．

IV 消毒剤・抗菌剤の使い方

　感染徴候のない創傷には消毒剤・抗菌剤を使わないことを原則とする．前章で述べた critical colonization の兆候がある創傷（感染しそうな創傷）や感染した創傷には積極的に抗菌力が持続する外用剤，被覆材を利用する．大まかに次のような目安で使うとよい．もちろん壊死組織，不活性化組織の除去（デブリードマン）ができていることが大前提である．

　(1) 明らかな感染徴候にまで至らないが，滲出液が多く，治癒が遅延しているいわゆる critical colonization の状況には銀含有の創傷被覆材を勧める．本邦ではアクアセル® Ag が唯一承認を受けている．抗菌力のある銀イオンを放出するが効果は mild で創傷治癒を阻害せず湿潤環境を保つ．感染徴候の全くない創傷に使っても細胞毒性はほとんどないと考

えられ，感染のない創〜critical colonization の創が適応となる．しかし明らかに感染してしまった創にアクアセル®Ag は適さない．

（2）感染徴候がはっきりしている場合は滲出液を吸収して消毒剤（ヨウ素）を放出するカデックス®，ヨードコート®，イソジンシュガーパスタ®などが適する．湿潤環境を保つよりはむしろ乾燥傾向に導くほうがよく，これらの薬剤は抗菌以外に過剰な滲出液を吸収することで創を乾燥気味にする効果に優れている．

ヨードホルムガーゼは昔からある消毒性包帯材料で，ガーゼにしみ込んでいるヨウ素が創傷からの血液や滲出液に溶け遊離する．消毒反対派からは目の敵にされ，反対派でない人々からも「アクアセル®Ag やカデックス®，ヨードコート®は洗練された drug delivery system（DDS）であるがヨードホルムガーゼは過去の遺物」として扱われている．しかし筆者らは経験的，コスト的にこの古典的材料を頻用している．ドロドロ，ジクジクした創傷に使うと効果的である．消臭力も優れている．図 4 はヨードホルムガーゼでの治療例である．

ただしこれらの消毒剤入り外用剤，材料は感染・炎症の兆候がおさまれば使用を中止することが原則である．漫然と使い続けると治癒を阻害する．

（3）抗菌剤として銀が入った伝統的薬剤はゲーベン®クリームである．抗菌力はあるが創傷治癒阻害効果も強いとして創傷治療の専門家の間で評判は芳しくない．これはクリー

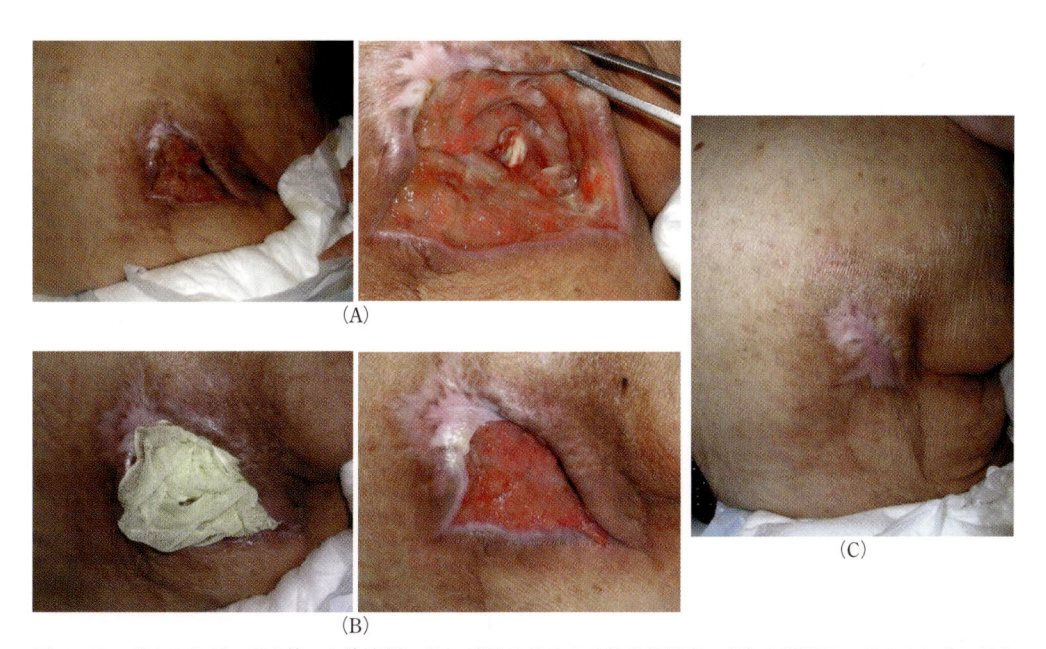

図 4　ヨードホルムガーゼを使った治療例．（A）感染兆候のある仙骨部褥瘡．（B）2 週間ヨードホルムガーゼを使用することで感染が沈静化し，良性の肉芽組織が誘導された．（C）約 10 週間で治癒した．

ム基剤が組織に水分を与えるため肉芽組織を浮腫状にしてしまうことが大きいと考えられる．滲出液の多い創に使うと逆効果である．しかし固くこびり付いた壊死組織をふやかせて柔らかくしたり，壊死指のautoamputationを促したりする際に有用である（115頁）．

■ 参考文献

1) Whitney J, Phillips L, et al: Guidelines for the treatment of pressure ulcers. Wound Repair Regen 14: 663-679, 2006
2) Wound infection in clinical practice: An international consensus. International Wound Journal 5 Suppl 3: 1-11, 2008

第9章 外用剤について

Clinical Wound Healing

I 外用剤の基本

　外用剤は皮膚や創傷に直接クスリをつける．この際粉グスリのような形だとすぐに落ちてしまいうまく塗れない．柔らかい粘土のようなものにクスリを練りこめば塗りやすくなり，すぐに落ちることもなく，クスリがしっかり効くようになる．このような形にしたものが軟膏またはクリームであり，粘土に相当するものを**基剤**（vehicle または base），クスリを**主剤（配合剤）**（active ingredient）と呼ぶ．

II 基剤について

　基剤は主剤が病変部に浸透するのを助け有効に作用するためのものだが，**基剤そのものの効果を治療目的に利用することも多い**．軟膏やクリームの基剤には（1）油脂性基剤，（2）水溶性基剤，（3）乳剤性基剤がある．創傷治療の滲出液管理の面からそれぞれの性質を知っておくことが重要である．

1. 油脂性基剤

　水を含まず，水に溶けず，かつ**水を吸わない**．水を吸わないので滲出液を創面に貯留することになり**保湿効果**がある．皮膚保護，軟化，消炎作用も期待される．ワセリンやプラスチベースがこれに属する．例えばプロスタンジン®軟膏はプラスチベースを基剤にしている．

2. 水溶性基剤

　水を含まないが，水に溶け，かつ**吸水性がある．創傷に対しては滲出液吸収効果がある．**マクロゴール，ポリエチレングリコールがこれに属し，アクトシン®軟膏やブロメライン®

軟膏はマクロゴールを基剤とする．

3. 乳剤性基剤

　水と油という性質の異なるものを共存させる乳化という技術を使って油の中に水滴を混ぜたり，水性物質の中に油の粒を混ぜた物質が乳剤である．食品ではマヨネーズが代表である．水の中に油を混ぜた水中油滴型を基剤とするものを「クリーム」と呼びドロリとした半固形状である．ゲーベン®クリームがこれにあたる．油の比率が多くなり油中水滴型になると透明でネバネバしてきて「軟膏」の分類に入る．オルセノン®軟膏はこれにあたる．

III 外用剤の種類

　わが国で使用可能な創傷治療の外用剤にどんなものがあるかを紹介するが，市販されているものすべてを網羅するわけではない．
　創傷治療外用剤の作用は創傷治癒過程に沿ったもので大別して（1）壊死組織の処理，（2）感染の制御，（3）増殖の促進である．

1. 壊死組織の処理

　自己融解デブリードマン（autolytic debridement）の促進のためには湿潤した環境をつくることがポイントである．保険上は創傷被覆材に分類されるが，外見は外用剤タイプであるハイドロジェル（グラニュゲル®，イントラサイトジェル®）は壊死組織を湿らせ柔らかく（浸軟）するのでこの作用を促進する．通常感染制御に使用されるスルファジアジン銀（ゲーベン®クリーム）は乳剤性基剤のため組織への浸透性がよく，硬い壊死組織を軟化させるのに役立つ．
　化学的デブリードマン（chemical or enzymatic debridement）は酵素製剤を使って壊死組織を分解する方法である．蛋白分解酵素であるブロメライン（ブロメライン®軟膏）が用いられる．基剤が吸湿性の高いマクロゴールのため滲出液が多い創に適する．逆に乾燥気味の創には向かない．

2. 感染の制御

　第8章で書いたように細菌・感染を制御するためには，デブリードマンや創洗浄などでまず細菌やその繁殖の温床を物理的に除去することが第一である．その上で抗菌作用のある外用剤を適宜用いる．

A．抗生物質軟膏

（1）硫酸ゲンタマイシン製剤（ゲンタシン®軟膏，ゲンタシン®クリーム）

アミノグリコシド系抗生物質を含む外用剤で実地臨床では極めて頻用されているが，感染制御という意識なしに習慣的に使われることが多い．基剤であるワセリン（油脂性）の皮膚保護，保湿効果を期待されて使用されている傾向がある．

（2）クロマイ-P軟膏

抗生物質のクロラムフェニコールとフラジオマイシン，炎症を抑えるステロイドのプレドニンが配合された軟膏．これらが一緒に作用することで効力が高まるとされている．

これら軟膏の主剤は抗生物質なので長期適用は耐性菌をまねく危険がある．疾病の治療上必要な最小限の期間の投与にとどめる必要がある．

B．白糖ポビドンヨード（イソジン®シュガーパスタ，ユーパスタ®）（図1）

白糖とポビドンヨードを配合したもので，白糖の治癒促進作用とポビドンヨードの殺菌作用を期待した外用剤である．白糖には吸湿作用があり過剰な滲出液を吸い取って創を乾燥気味に導くことで感染を抑えて適度な環境を作り出す．また浮腫軽減作用もあるとされ，肉芽形成促進や表皮化促進作用の報告もある．感染による悪臭を消す効果も優れている印象がある．

C．ヨウ素徐放製剤（図1）

（1）ヨウ素カデキソマー（カデックス®軟膏）

カデキソマーという基剤にヨウ素を含有させマクロゴールを添加したもの．カデキソマーが水分を吸収して膨張するとヨウ素を徐々に放出して持続的に殺菌作用を発揮する．必

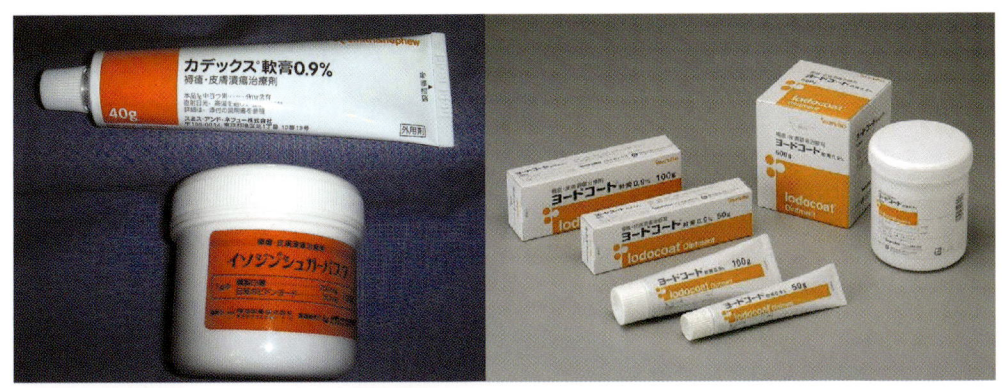

図1 ヨードを主剤とした感染制御目的の外用剤．

要な所（滲出液の多い所）で殺菌剤を徐放する一種の drug delivery system（DDS）とみることができ，ヨウ素による正常細胞への毒性は極力抑えることができる．

(2) ヨード・水溶性高分子軟膏（ヨードコート®）

カルメロースナトリウムとポリアクリル酸部分中和物という2つの高分子を基剤としてヨウ素を主剤とした軟膏である．2つの高分子が滲出液を吸収して創面でゲル状になると同時に，カデックスと同様にヨウ素を放出する．これもDDSの一種といえる．

D．スルファジアジン銀（ゲーベン®クリーム）

幅広い抗菌作用を示す．水分含有率が高いので滲出液の少ない感染創に適するが，多い場合は不適である．本剤は抗菌力に優れるが肉芽形成抑制も強い．とくに本剤が創傷に水分を与える作用を持つことを認識せずに使用すると肉芽組織が水を吸収してしまい浮腫状の不良肉芽となり治癒が阻害される．56頁で示したように抗菌作用を期待しつつ硬く乾燥した壊死組織を軟化するために塗布するのがよい使い方である．また壊死指（趾）をautoamputation に導く際にも有用である（115頁）．

以上の外用剤は，当然感染制御が必要な創にのみ用いるべきで，感染の疑いがない良性肉芽に使うと治癒を遅らせることになる．

3. 増殖の促進（図2）

原則として壊死組織が除去され感染がない創傷に用いる．

A．トレチノイントコフェリル（オルセノン®軟膏）

淡黄色の乳剤性軟膏．線維芽細胞，血管内皮細胞などを刺激して肉芽形成を促進する．表皮細胞増殖には影響しないとされる．

B．ブクラデシンナトリウム（アクトシン®軟膏）

サイクリック AMP（cAMP）誘導体を含む水溶性軟膏．肉芽形成促進作用と表皮細胞の増殖や遊走を促進する作用がある．基剤のマクロゴールは吸湿作用を持つので**滲出液がやや多めの創に用いるのがよい**．経験的に，水っぽい浮腫状でややボコボコした肉芽組織を引き締めて，顆粒状のいい感じの肉芽組織に誘導する効果がある．肉芽組織内の余分な水分も吸収するものと思われる．

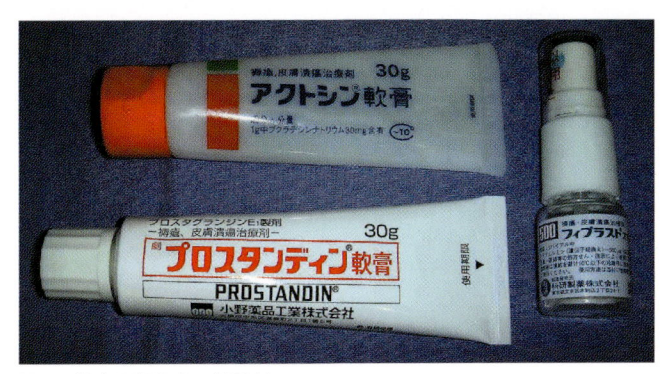

図2　治癒を促進する外用剤.

C．アルプロスタジルアルファデクス（プロスタンジン®軟膏）

プロスタグランディン E1（PGE1）の活性を有する油性軟膏．これも肉芽形成と上皮化促進作用がある．基剤のプラスチベース（油性）は前述のように保湿効果があるので創を乾燥させず刺激が少ない．**滲出液が少なめから中等度の創に用いる**．Moist wound healing をやりたいが保険などの問題で創傷被覆材を使いづらい時には，本剤＋ガーゼなどで治癒促進効果を期待しながら湿潤維持することがよくある．

D．トラフェルミン（フィブラスト®スプレー）

遺伝子組み換えヒト型 bFGF（線維芽細胞増殖因子：トラフェルミン）を含有する溶解型のスプレー剤．生体が本来持つ**成長因子（サイトカイン）の製剤**で肉芽形成促進作用は最強といってよい．液体を噴霧する形なので滲出液の吸収や保湿といった湿潤環境に影響する働きはない．したがって本剤投与後は適度な湿潤環境を保つための**創傷被覆材を併用**するのが望ましい．

第 10 章
褥瘡（1）：褥瘡の発生と診かた

Clinical Wound Healing

I 褥瘡という言葉

「褥」は訓読みで「しとね」と読み，寝る時に下に敷くもの（ふとん）という意味である．「瘡」はキズを意味する．「創」が「切りキズ」「刀キズ」など治りやすいキズを示唆するのに対してヤマイダレのつく「瘡」は内部要因による壊死，痂皮，「おでき」という意味を含み治りにくいキズの意味合いになる．日本褥瘡学会では学会設立の際に「褥瘡」の字を用いることに決定した．しかし「褥創」という漢字を用いるべきという主張もある．

英語では以前 decubitus という語がよく使われた．ラテン語の decumbo が語源で「臥位」などの意味である．医療従事者はよく略して「デクビ，デクビ」と言ったりする．Bedsore という言い方もある．Sore はキズや炎症でずきずき痛むことを指す．最近では発生要因を加味した pressure sore または pressure ulcer がよく使われる．映画「スーパーマン」の俳優クリストファー・リーブは事故で脊髄損傷となり褥瘡の悪化が引き金となり 2004 年 10 月に亡くなったが，その報道の中では pressure wound という言葉が使われていた．

II 褥瘡の発生

皮膚に**一定以上の圧迫**が加わるとその部の微小循環が閉塞して血流が途絶える．その状態が**長時間**続くと酸素や栄養を供給されなくなった皮膚・軟部組織が**虚血性の壊死**に陥り皮膚潰瘍となる．これが昔から言われている褥瘡の発生機序である．しかし現在ではもっと詳しく論じられている．

1. 原因となる力

生体に外部から加わる外力は垂直方向の圧迫・圧力のみでなく水平方向の**ずれ力**，**摩擦力**がありこれらも褥瘡の要因となる．外力が物体に作用するとこれに対応してバランスをとるため物体の内部に力が生じる．この力を「内力」または「**応力**」という．ある方向の外力（たとえば皮膚に垂直な力である圧力）が加わった場合，生体組織内でも垂直な力の方向のみが維持されるわけではなく，外力は生体内で応力となり様々な方向に働く．

応力は単位面積あたりの力（$N/m^2 = Pa$：パスカル）で表現され，**圧縮応力**，**引っ張り応力**，**せん断応力**の3種類に分けられる（図1）．いずれの応力も微小血管を変形，閉塞させる要因となりえる．

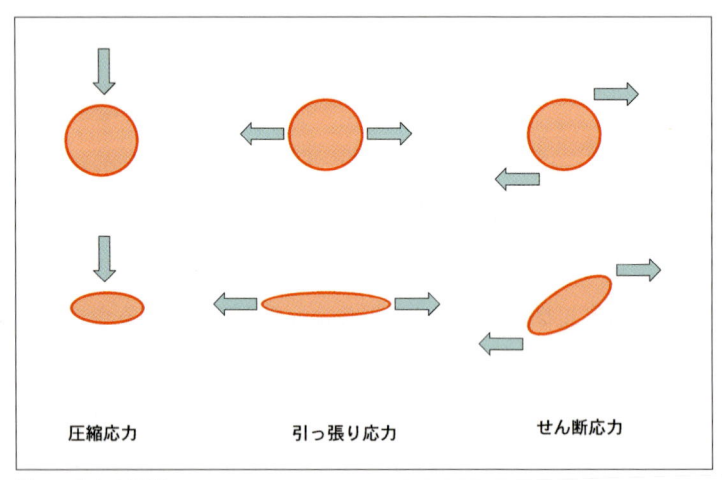

図1 応力の種類

2. 障害に至る過程

負荷された力により組織が障害され褥瘡が発生する．その機序は従来虚血壊死とされていたが，最近ではそれ以外の過程も様々提唱されている．

A. 外力による直接的皮膚損傷

真皮までの浅い損傷では皮膚にせん断応力が働き，皮膚表面が物理的に剥がされることで欠損になると考えられる[1]．この場合は虚血壊死ではなく直接的な外力で皮膚表層が剥脱される．浸軟など皮膚側が損傷されやすい条件にあることが多い．

B. 虚血壊死

一般的に最も知られた褥瘡発生機序で，外力により微小血管が閉塞して，組織が虚血壊死に陥ることで潰瘍が生じるというものである．（圧力）×（時間）が一定以上になると組

織が障害される．

　前述の皮膚表層を損傷するせん断応力に対し，持続的な圧縮応力は表層よりも深部の筋層を侵しやすい．この場合深いところから先に壊死に陥り，損傷は深部から表層に向かって進行する．これは前述のシミュレーションで表層より深部に強いストレスが伝わるという以外に，筋肉が皮膚よりも虚血に弱いという事情も関与する．褥瘡は熱傷の場合と異なり必ずしも障害が浅層から深層へ進むとは限らないので注意を要する．

　表皮剥離のない褥瘡のうち，皮下組織より深部の組織損傷が疑われる所見のある褥瘡をdeep tissue injury（DTI）という．

C．虚血再灌流障害

　虚血による壊死だけではなく途絶した血流が再開通した時にも活性酸素の発生や白血球のrolling，sticking，adhesion，それに続く種々サイトカイン放出などの有害現象で組織が障害を受ける．この虚血再灌流障害の過程も褥瘡発生に関与することが実験的に検証されている[2-5]．これらの実験では同じ圧力，同じ虚血時間で持続的な圧迫よりも，「圧迫→解除」を何度も繰返したほうが組織や微小循環の障害が大きくなる可能性を示している．

　これを単純に捉えると，日常行われている体位交換が有害であるかのような印象を受けるかもしれない．しかし実験はあくまで「圧迫・解除繰返しのほうが場合によっては持続圧迫より組織を強く障害するような条件が存在する」ことを示唆しているのであり，臨床現場での体位交換を否定するものではない．

D．細胞への力学的影響

　外力が循環障害を介さず直接細胞に作用することでも障害が起こる．外力による持続的な細胞変形が細胞容積や細胞内骨格を変化させて細胞障害を誘発する．主に培養骨格筋細胞などに対して力学的ストレスを負荷するin vitroの実験系で検証されている[6]．

E．リンパ流障害・間質液流障害

　生体に加わる外力でリンパ流や間質液流が阻害されることで組織が障害されるとする報告もある[7,8]．リンパ流の途絶は代謝老廃物の局所蓄積を招き，組織壊死に繋がるとされる．間質液が圧迫により一箇所から押し出されるとその部位の細胞（線維芽細胞）同士が接近し，接触阻害（contact inhibition），コラーゲン合成阻害，細胞の破壊が起こり得る．圧迫解除は間質圧を低下させ毛細血管の破綻，浮腫，リンパ損傷を惹起すると推測されている．

III 褥瘡のできる部位

骨突出部にできやすい．仰臥位，側臥位，坐位といった姿勢により好発部位が異なる（図2）．最もよくできるのは仙骨部である．

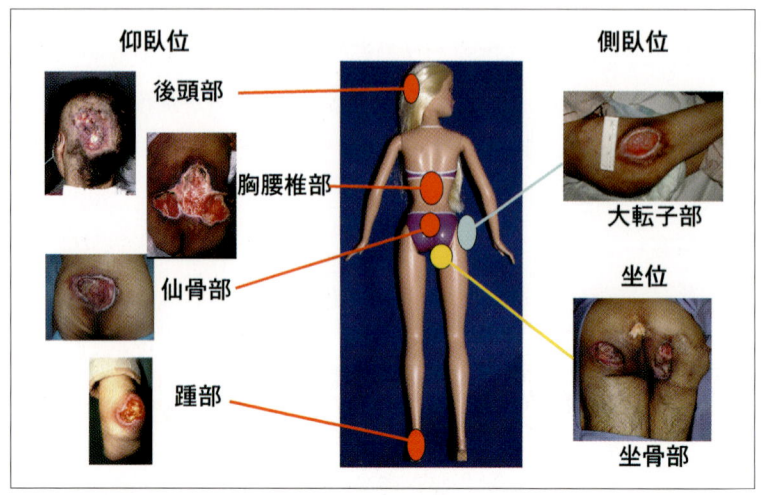

図2 褥瘡の好発部位

IV どんな人に褥瘡ができやすいか

まずは日常生活自立度の低い患者が要注意となる．これは「障害老人の日常自立度（寝たきり度）判定基準」で判断することが多い．自立度の低い人のなかでさらに褥瘡になりやすい要因がある．大浦らは多数の症例を統計的に解析することで日本人の褥瘡危険要因を導き出し4項目に集約した．その項目は**(1) 自立体位変換，(2) 病的骨突出（仙骨部），(3) 浮腫，(4) 関節拘縮**である．この項目を点数化して危険度を定量化したのがOH（大浦・堀田）スケールである（表1）．

表1　OHスケール──褥瘡危険要因点数表（全患者版）

1　自立体位変換	できる 0点	どちらでもない 1.5点	できない 3点
2　病的骨突出 　　（仙骨部）	なし　0点	軽度・中等度 1.5点	高度　3点
3　浮　腫	なし　0点	あり　3点	
4　関節拘縮	なし　0点	あり　1点	

注）「1」枠（自立体位変換）は，意識状態，麻酔，麻痺，安静度による変動も含む
（大浦武彦：新しい褥瘡予防と治癒・ケアの実際．progress in medicine, 23: 2463〜2475, 2003 より）

1. 自立体位変換

原因にかかわらず完全に「できる」か，完全に「できない」かで判定する．それ以外は「どちらでもない」の範疇に入れる．

2. 病的骨突出（仙骨部）

正常では仙骨部を中心に山のように両側の臀部が盛上がっている（図3A）．これに対して低栄養や寝たきりで臀筋が萎縮してしまうと真ん中の仙骨部が突出してしまう．これが病的骨突出である（図3B）．褥瘡患者でも肥満が多い欧米人に対し比較的日本人特有の因子である．

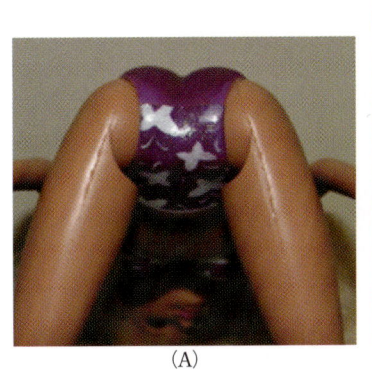

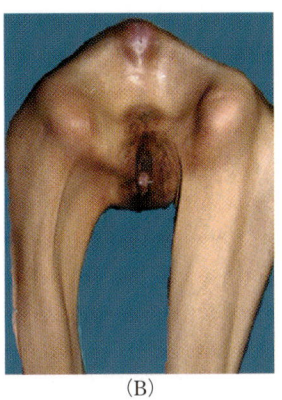

図3　臀部を下から見上げた様子．(A) 正常では仙骨部を中心に山のように両側の臀部が盛上がっている．(B) 病的骨突出の状態．臀筋が萎縮して真ん中の仙骨部が突出している．

3. 浮　腫

指で押した時にへこんだまましばらく戻らないような一般的な「むくみ」である．褥瘡のできる部位にむくみがあるかどうかではなく，全身的なはなしである（図4）．

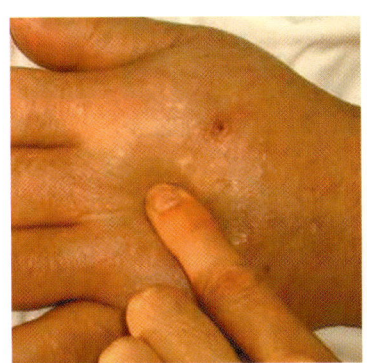

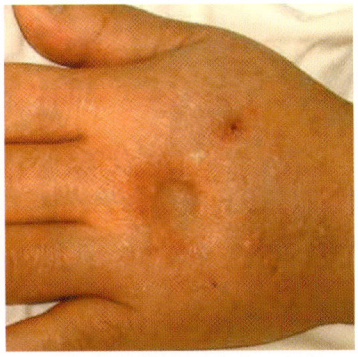

図4　手の浮腫．指で押した部分がへこんだままになっている．

4. 関節拘縮

上肢や下肢の関節が曲がったまま固まって伸びなくなった状態である（図5）．

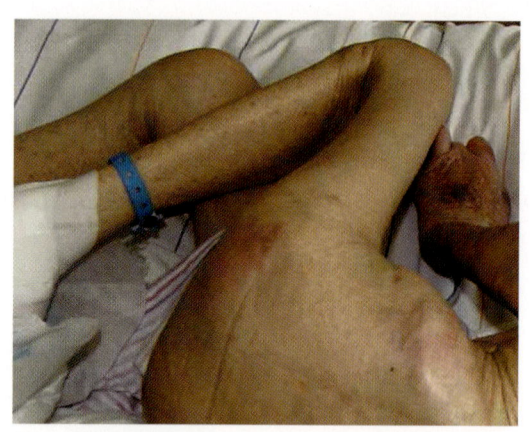

図5 下肢の関節拘縮．

V 褥瘡のできやすさの判定

　OHスケールの合計点数で褥瘡危険要因保有の程度によるレベル分けを行う．危険要因なし（0点）で生じてしまった褥瘡は偶発的褥瘡と呼び，例えば一時的昏睡や全身麻酔の手術中にできてしまった褥瘡である．危険要因を有する症例は起因性褥瘡と呼び，軽度レベル1～3点，中等度レベル4～6点，高度レベル7～10点と3レベルに分けそれぞれの褥瘡発生確率と褥瘡を有する場合の平均治癒期間が解析・算出されている（表2）．

表2 OHスケール（危険要因保有）レベル別―褥瘡発生確率，治癒期間と体圧分散マットレスの選択

危険要因	褥瘡発生確率	平均治癒期間[*1]	体圧分散マットレス
軽度レベル（1～3点）	約25％以下	40日 ―[*2]	汎用タイプ
中等度レベル（4～6点）	約26～65％	57日 ―[*2]	高機能タイプ場合によって自動体位変換体圧分散マットレス
高度レベル（7～10点）	約66％以上	173日	

[*1] 体圧分散マットレスが適切に使用され，かつ完治した仙骨部褥瘡115例のデータ
[*2] $p < 0.001$
（大浦武彦：褥瘡危険要因と褥瘡発生に関与する応力．TIMEの視点による褥瘡ケア，学習研究社，p.139, 2004）

VI 褥瘡の評価法

日本褥瘡学会が提唱した **DESIGN** と呼ばれる褥瘡状態判定スケールを用いるのが一般的である．褥瘡の程度を分類する重症度分類用と治癒過程を数量化できる経過評価用の2種類の表が準備されている．

評価する項目は **D：Depth（深さ），E：Exudate（滲出液），S：Size（大きさ），I：Inflammation/Infection（炎症/感染），G：Granulation tissue（肉芽組織），N：Necrotic tissue（壊死組織）** の6項目で構成されており，それぞれの頭文字をとり DESIGN と表記する．皮下ポケット（Pocket）が存在する場合は DESIGN-P と表記する．

重症度分類では**軽度はアルファベットの小文字，重度はアルファベットの大文字**で表す．

経過評価用について2002年の初版ではDからPまで7項目に異なる点数を付けて合計0～28点で数量化した．後に説明する2008年改訂版のDESIGN-RではEからPまでの6項目に異なる点数を付けて合計0～66点で評価する．重症度が高いほど高得点となる．

1. DESIGN の項目：褥瘡重症度分類用

Depth（深さ）

創内の一番深いところを判定し，真皮全層の損傷までをd（図6），皮下組織を越えた損傷をDとし，壊死組織のため深さが判定できない場合もこのDの範疇に含める（図7）．

Exudate（滲出液）

ドレッシング交換の回数で判定する．ドレッシング材の種類は詳しく限定せず，1日1回以下の交換の場合をe，1日2回以上の交換の場合をEとする．

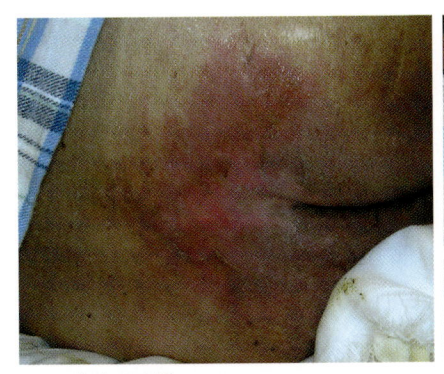

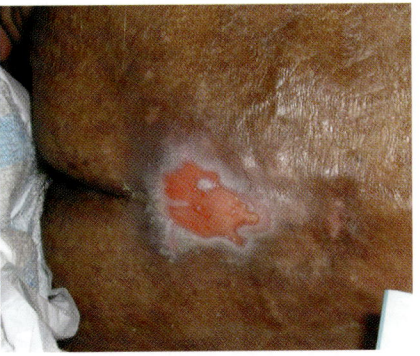

図6 「d」の症例

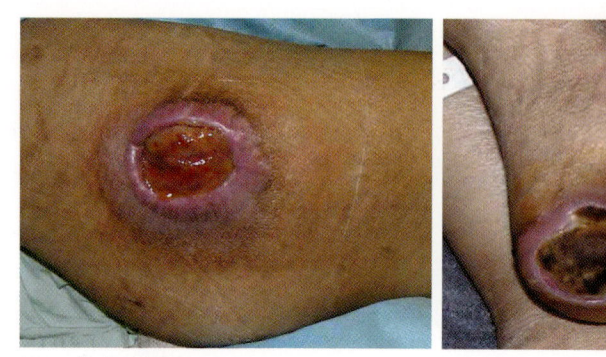

図7 「D」の症例

Size（大きさ）

褥瘡の皮膚損傷部の，長径（cm）と長径と直交する最大径（cm）を測定し，それぞれをかけたものを数値として表現するもので，100未満をs，100以上をSとする．

Inflammation/Infection （炎症/感染）

局所の感染徴候のないものをi，あるものをIとする．

Granulation tissue （肉芽組織）

良性肉芽（図8）の割合を測定し，50％以上をg，50％未満をGとする．

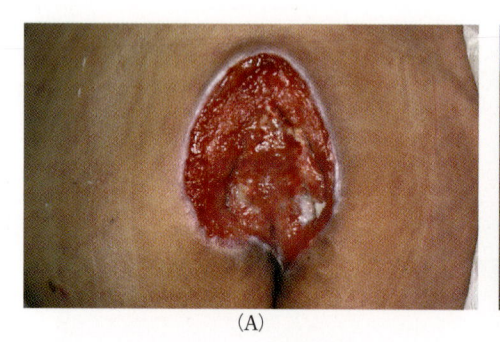

図8 （A）良性肉芽と（B）不良肉芽．

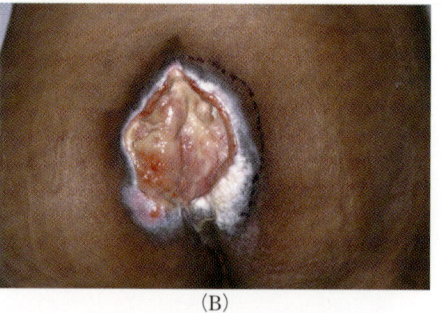

Necrotic tissue （壊死組織）

壊死組織なしをn，ありをNとする．

Pocket（ポケット）

ポケットが存在しないものは何も書かず，存在する場合のみDESIGNの後に-Pと記述する．

2. 褥瘡経過評価用（2008年版 DESIGN-R）

A. 2002年版 DESIGN 褥瘡経過評価用の課題

最初に公表された2002年版 DESIGN の経過用（表3）では，その点数により個々の褥瘡がよくなったか悪くなったかの評価はできるが，患者間の重症度比較はできない．例えば，点数が20点から15点になったことはその褥瘡が軽快したことを表すが，点数自体に重み付けがされていないため20点の褥瘡と15点の褥瘡を比べて15点の褥瘡の方が軽症であるということではない．

表3　「褥瘡の状態の評価」DESIGN：褥瘡経過評価用

					日 時	/	/	/	/	/	/
Depth 深さ 創内のいちばん深い部分で評価し，改善に伴い創底が浅くなった場合，これと相応の深さとして評価する											
d	0 皮膚損傷・発赤なし 1 持続する発赤 2 真皮までの損傷		D	3 皮下組織までの損傷 4 皮下組織を越える損傷 5 関節腔，体腔に至る損傷または深さ判定が不能の場合								
Exudate 滲出液											
e	0 なし 1 少量：毎日のドレッシング材交換を要しない 2 中等量：1日1回のドレッシング材交換を要する		E	3 多量：1日2回以上のドレッシング材の交換を要する								
Size 大きさ 皮膚損傷範囲を測定 ［直径(cm)×短径(cm)］											
s	0 皮膚損傷なし 1 4未満 2 4以上16未満 3 16以上36未満 4 36以上64未満 5 64以上100未満		S	6 100以上								
Inflammation／Infection 炎症／感染											
i	0 局所の炎症徴候なし 1 局所の炎症徴候あり（創周囲の発赤，腫脹，熱感，疼痛）		I	2 局所の明らかな感染徴候あり（炎症徴候，膿・悪臭など） 3 全身的影響あり（発熱など）								
Granulation tissue 肉芽組織											
g	0 治癒あるいは創が浅いため，肉芽形成の評価ができない 1 良性肉芽が創面の90％以上を占める 2 良性肉芽が創面の50％以上90％未満を占める		G	3 良性肉芽が創面の10％以上50％未満を占める 4 良性肉芽が創面の10％未満を占める 5 良性肉芽が全く形成されていない								
Necrotic tissue 壊死組織 混在している場合は，全体的に多い病態をもって評価する											
n	0 壊死組織なし		N	1 柔らかい壊死組織あり 2 硬く厚い密着した壊死組織あり								
Pocket ポケット 毎回同じ体位で，ポケット全周（潰瘍面も含め）［直径(cm)×短径(cm)］から潰瘍の大きさを差し引いたもの											
なし	記載せず		-P	1 4未満 2 4以上16未満 3 16以上36未満 4 36以上								

部位〔仙骨部，坐骨部，大転子部，踵部，その他（　　　）〕

（©日本褥瘡学会／2002）

B. DESIGN-R（表4）

上の課題を解決するべく，日本褥瘡学会では褥瘡経過を評価するだけでなく重症度も予測できる DESIGN-R 褥瘡経過用を2008年に公表した．R は評価あるいは評点（rating）の頭文字である．

DESIGN-R では，深さの数値は重み値には関係しない．また，深さ以外の6項目（滲出液，大きさ，炎症／感染，肉芽組織，壊死組織，ポケット）の合計点の0点から66点までの総点がその創の重症度を表す．

表4 DESIGN-R：褥瘡経過評価用

カルテ番号		患者氏名		日 時	/	/	/	/	/	/

Depth 深さ 創内のいちばん深い部分で評価し，改善に伴い創底が浅くなった場合，これと相応の深さとして評価する

d	0	皮膚損傷・発赤なし	D	3	皮下組織までの損傷
	1	持続する発赤		4	皮下組織を越える損傷
	2	真皮までの損傷		5	関節腔，体腔に至る損傷または深さ判定が不能の場合
				U	深さ判定不能の場合

Exudate 滲出液

e	0	なし	E	6	多量：1日2回以上のドレッシング材の交換を要する
	1	少量：毎日のドレッシング材交換を要しない			
	3	中等量：1日1回のドレッシング材交換を要する			

Size 大きさ 皮膚損傷範囲を測定［直径(cm)×長径と直交する最大径(cm)］

s	0	皮膚損傷なし	S	15	100以上
	3	4未満			
	6	4以上16未満			
	8	16以上36未満			
	9	36以上64未満			
	12	64以上100未満			

Inflammation/Infection 炎症／感染

| i | 0 | 局所の炎症徴候なし | I | 3 | 局所の明らかな感染徴候あり（炎症徴候，膿・悪臭など） |
| | 1 | 局所の炎症徴候あり（創周囲の発赤，腫脹，熱感，疼痛） | | 9 | 全身的影響あり（発熱など） |

Granulation tissue 肉芽組織

g	0	治癒あるいは創が浅いため，肉芽形成の評価ができない	G	4	良性肉芽が創面の10％以上50％未満を占める
	1	良性肉芽が創面の90％以上を占める		5	良性肉芽が創面の10％未満を占める
	3	良性肉芽が創面の50％以上90％未満を占める		6	良性肉芽が全く形成されていない

Necrotic tissue 壊死組織 混在している場合は，全体的に多い病態をもって評価する

| n | 0 | 壊死組織なし | N | 3 | 柔らかい壊死組織あり |
| | | | | 6 | 硬く厚い密着した壊死組織あり |

Pocket ポケット 毎回同じ体位で，ポケット全周（潰瘍面も含め）［直径(cm)×短径(cm)］から潰瘍の大きさを差し引いたもの

p	0	ポケットなし	-P	6	4未満
				9	4以上16未満
				12	16以上36未満
				24	36以上

部位〔仙骨部，坐骨部，大転子部，踵部，その他（　　　）〕

（©日本褥瘡学会／2008）

■ 参考文献

1) Bouten CV, Oomens CW, Baaijens FP, Bader DL: The etiology of pressure ulcers: skin deep or muscle bound? Arch Phys Med Rehabil 84（4）: 616-9, 2003
2) Bader DL: The recovery characteristics of soft tissues following repeated loading. J Rehabil Res Dev 27（2）: 141-50, 1990
3) Tsuji S, Ichioka S, Sekiya N, Nakatsuka T: Analysis of ischemia-reperfusion injury in a microcirculatory model of pressure ulcers. Wound Repair Regen in press.
4) Goldstein B, Sanders J:Skin response to repetitive mechanical stress: a new experimental model in pig. Arch Phys Med Rehabil 79（3）: 265-72, 1998
5) Peirce SM, Skalak TC, Rodeheaver GT:Ischemia-reperfusion injury in chronic pressure ulcer formation: a skin model in the rat. Wound Repair Regen 8（1）: 68-76, 2000
6) Bouten CV, Breuls RG, Peeters EA, Oomens CW, Baaijens FP:In vitro models to study compressive strain-induced muscle cell damage. *Biorheology* 40（1-3）: 383-8, 2003
7) Miller GE, Seale J: Lymphatic clearance during compressive loading. Lymphology 14（4）: 161-6, 1981
8) Reddy NP, Cochran GV: Interstitial fluid flow as a factor in decubitus ulcer formation. J Biomech 14（12）: 879-81, 1981

第11章 褥瘡(2)：予防的ケアと褥瘡治療の概要

　前章は褥瘡の原因，発生過程，危険要因，診かたなどを総論的に説明した．本章から褥瘡の治療である．発生する前に予防することが優先事項であり，予防的ケアが治療に繋がり，治療中・治療後も予防的アプローチを欠くとすぐに悪化・再発してしまう．

I 褥瘡の特殊事情

　褥瘡治療の難しさはその発生要因除去の困難さにある．例えば熱傷の場合に原因となった高温物を皮膚にあてたままでは治療にならないことはどんなに素人でも理解できる．ところが褥瘡の場合は原因となった外力を除去できないままで治療されていることがしばしばである．根本は重力のある地球上では体のどこかで体重を支えざるを得ないという事情による．

　健常人は体の同じ部位に長時間圧迫が加わらないようにする防御機構を持っている．座っている時は無意識に頻繁に座り直している．寝ている場合も寝返りをすることで一定部位に一定時間以上の虚血が起こらないようにしている．痛みを感じなかったり身動きできないといった事情でこのような回避機序がうまくいかなくなった場合に，褥瘡の危険が生ずる．予防的ケアはこの回避動作を人為的に補助することが基本である．

II 褥瘡予防に必要な最低限の知識

1. 体位変換

　健常人は睡眠中に約15分ごとに寝返りをうつ．これを自力でできない人に対して行う人為的寝返りが体位変換である．マンパワーの問題もあり15分ごとの体位変換をするわけにはいかないのでもっと間隔をあけることになる．その間隔は原則として2時間ごととされている．この時間は褥瘡発生の古典的実験に基づく．四十数年前Kosiakはイヌを使

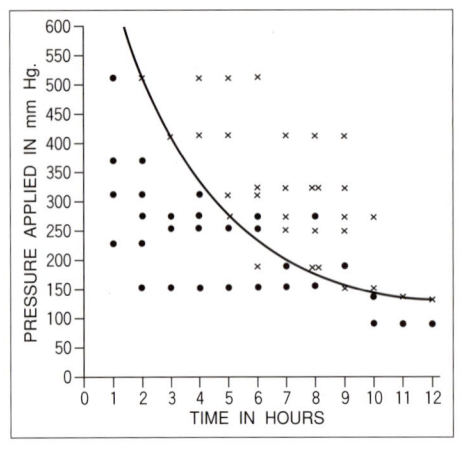

図1 イヌ皮膚に潰瘍を発生させるための圧力と時間の関係．横軸が時間で縦軸が圧力．×は皮膚潰瘍が発生したもので，●は潰瘍ができなかったもの．1時間では高い圧力でも潰瘍発生はなく，2時間では高圧で1例のみ潰瘍ができている（Kosiak M: Etiology of decubitus ulcers. Archs Phys Med Rehabil 42: 19-29, 1961 より引用）．

った実験で，高い圧力では短時間，低い圧力では長時間の圧迫で皮膚損傷が生じることを報告した．（圧力）×（時間）が一定以上になると褥瘡が発生するとされる根本の研究である．そのデータにおいて高い圧力でも2時間までならほとんどイヌに皮膚潰瘍ができないことが示されている（図1）．したがって2時間は大まかな目安である．

2. ベッドにおける体位

90度の側臥位では大転子，腸骨が圧迫され褥瘡の危険が高い．様々なクッションを使って30度側臥位を基本とする（図2）．30度側臥位では骨突出のない臀筋で体重を支えることができ，褥瘡のリスクを少なくできる（図3）．自力で少し体を動かせる患者で30度側臥位が安楽でなく自分でクッションをはずしてしまうような場合は，体位を強制せず後述の体圧分散寝具等で対処する．

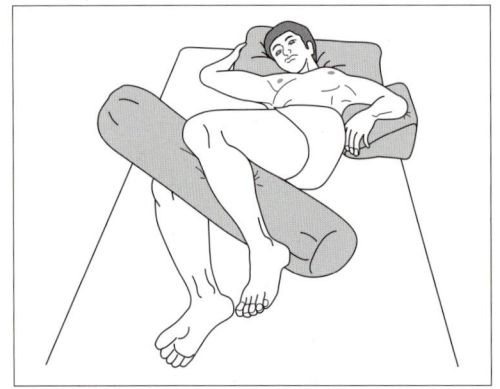

図2 色々な大きさのクッション，ピローを使って30度側臥位を保持する．

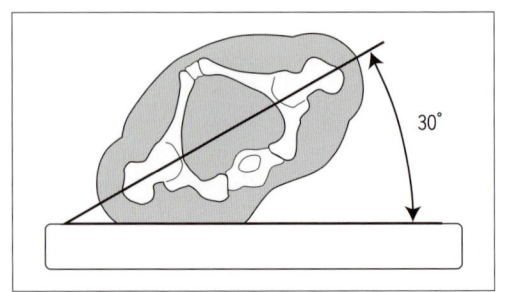

図3 30度側臥位では腸骨，大転子部への圧迫を避け，骨突出のない臀筋部で体重を支えることができる．

3. 踵部の除圧

腓腹部（ふくらはぎ）下全体にクッションを入れて踵部を宙に浮かせる（図4）．原則円座は使用しない．円座があたる部分で圧迫や引っ張り張力が加わり血行障害の原因となるためである．

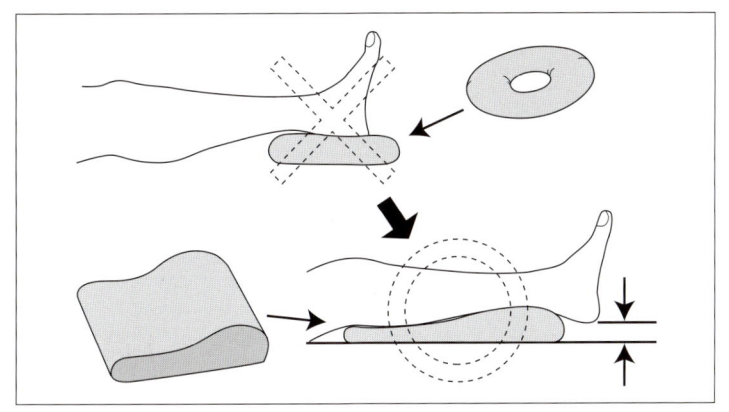

図4 踵部の除圧では円座は使用しない（上）．腓腹部全体にクッションをあて踵を宙に浮かせるようにする（下）．

4. ずれ・摩擦の防止

ギャッチアップの際に体がずり落ちることで摩擦が加わる．またずり落ちる直前の状態では体は下に落ちようとするが，最外層の皮膚はベッド面にとどまろうとするため皮膚・皮下・筋層の間にずれ（ひずみ）が生じる．これらの外力が褥瘡の発生原因になり得ることは前章で解説した．これを最小限にするため30度以下のギャッチアップが推奨されている．これ以上の角度に上げる場合は体がずれないように膝関節部の床板を屈曲させてから，頭側のギャッチを上げる（図5）．さらにギャッチアップ後には一旦ベッドから上半身を離すように起こし（背抜き），アップ時に生じたずれを解除する．

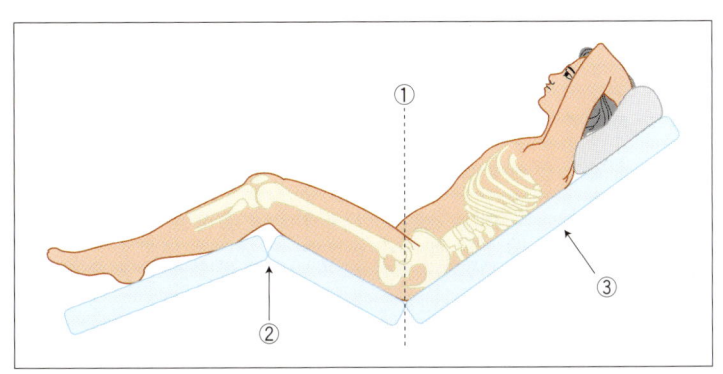

図5 ギャッチアップの手順．①まずベッドの折れ曲がる位置に大転子を合わせ，②膝部の床板を屈曲させてから，③頭側を上げる．

5. 椅子における注意点

　上半身に力のある場合（主に下半身麻痺の脊髄損傷患者）は15分ごとに両腕で体を椅子から持ち上げ（プッシュアップ）臀部の除圧を行う．自力でできない場合は介護者が行う．それも無理な場合は，座位時間を制限してその後ベッドに臥床するというスケジュールを取り入れる．座位時間は1時間以内が一般的だがこれも体位変換と同様加わる圧力や皮膚の耐久性次第なので個々の判断が必要になる．椅子座位で姿勢を保てないと仙骨・尾骨に摩擦・ずれが生じる．予防として90度座位（90度ルール）を励行する．股関節，膝関節，足関節がすべて90度になるように座る（図6）．この座位では圧力は臀部から大腿後面に移動する．この部位は骨突出がなく支持面積も広いことから圧力の軽減にもなる．

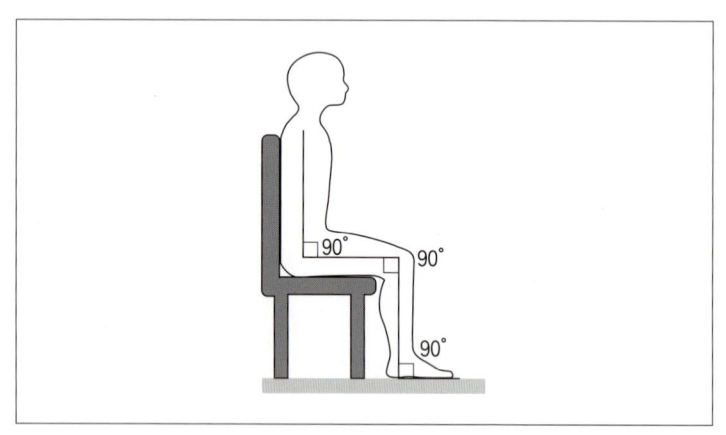

図6　座位の90度ルール．股関節，膝関節，足関節がすべて90度になるように座る．

6. 体圧分散寝具

　体圧は体にかかる圧力である．圧力とは単位面積あたりにはたらく力である．すなわち（圧力）＝（力）/（面積）である．体圧の場合（力）は体重を支えるために皮膚に加わる力で，（面積）は皮膚と寝具とが接触している部分の広さである．体圧を軽減する手段のひとつとして面積（分母）を大きくすることで圧力を減らす方法がある．この原理を利用した寝具（マットレス）は身体のでっぱりに合わせて表面がへこみ身体表面に満遍なくフィットして接触面積を広くする．これを静止型マットレスと呼ぶ（図7）．もうひとつは身体の各部を交互に宙に浮かせることでその部位の圧を除去する方法である．この方法で除圧するエアマットレスはエアの入った棒状の袋（セル）がイカダのように組み合わさってできており，1本おきにセルの空気が出入りして身体の各部は数分おきに支えとなったり宙に浮いたり（体圧ゼロ）を繰返す．いわば寝返りと同様な効果で除圧を得る．このようなエアマットレスを圧切替型マットレスという（図8）．

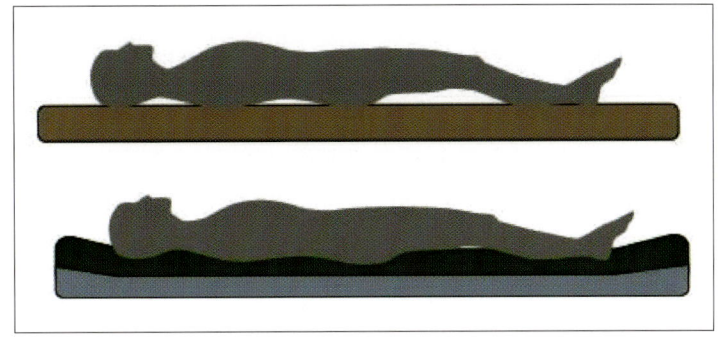

図7 硬いマットレスでは体の突出部分で体重を支えることになる（上）．静止型マットレスでは体のでっぱりに合わせて表面がへこみ接触面積が広くなる．

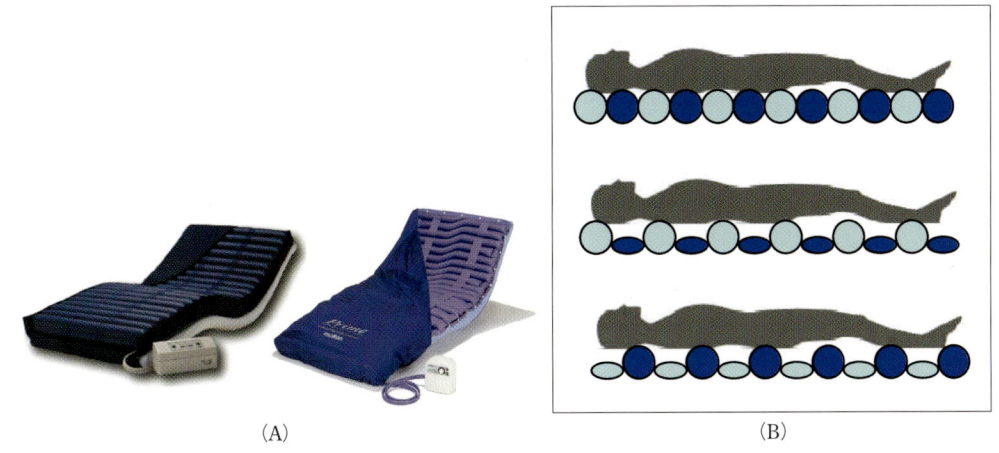

図8 圧切替型マットレス．(A) エアの入ったセルがイカダのように組み合わさってできている．左はトライセル®（ケープ），右はプライム®（モルテン）．(B) 1本おきにセルの空気が出入りして身体の各部は数分おきに支えとなったり宙に浮いたりを繰返す．

体圧分散寝具の分類には上記以外に素材による分類，使用方法からみた分類，汎用または高機能といった分類がある．

III 褥瘡治療計画の概要

　褥瘡をみたらまずその状態・程度を把握する．治療という観点からはじめに着目するのは深さである．真皮成分が残る欠損を「浅い褥瘡」，それ以上を「深い褥瘡」として分けて考えると便利である．

1. 浅い褥瘡への対処
　浅い褥瘡で壊死組織や感染，炎症を伴わないものはつぎのように対処する．

A．表皮が残っている場合
　表皮が温存されている持続する発赤の段階は上記の予防ケアに留意する（もちろんこれは今後述べる褥瘡治療すべてに共通する）．局所には摩擦・ずれの軽減のため透明なポリウレタンフィルムドレッシング（オプサイト®，バイオクルーシブ®，テガダーム®）を貼付することが多い．

B．真皮が露出している場合
（1）初発の場合

　初発の場合は創辺縁からの上皮化に加えて真皮中に残っている毛包，汗腺に存在する上皮細胞からも表皮が遊走して創が閉鎖する．細菌負荷を軽減し，へばり付いている膿苔などを除去するため適宜創を洗浄したうえで適度な湿潤環境を保つ．筆者の施設では滲出液があまり多くない褥瘡にはデュオアクティブ ET®を貼付することが多い（図9）．滲出液量が同品の吸収能力を上回る場合はデュオアクティブ CGF®，さらに滲出液が多い場合はハイドロサイト®，メピレックスボーダー®などを用いる．

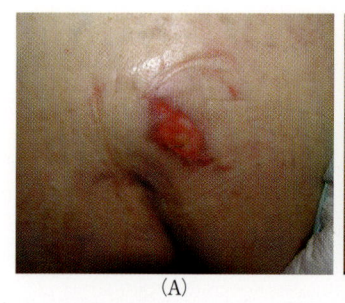

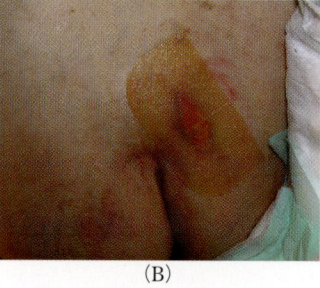

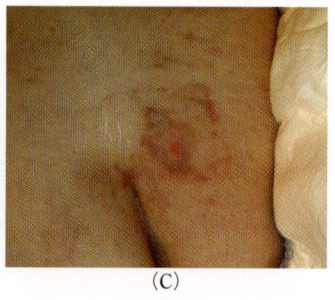

図9　臀部の褥瘡．（A）真皮成分が残っている d2 の深さである．（B）デュオアクティブ ET®を貼付．同材は薄く創が透けて見えるので観察に便利である．（C）1週間後上皮化が完了し治癒している．

被覆材を入手できない場合は適度な湿潤環境をつくる外用剤を用いる．滲出液が少量から中等量の時は保湿効果のあるプラスチベース基剤のプロスタンジン®軟膏，滲出液がやや多い場合は吸水作用のあるマクロゴール基剤のアクトシン®軟膏といったところが適応となる．

(2) 再発の場合

再発であっても前段階で生じていた褥瘡が浅かった場合は再発した褥瘡は薄い瘢痕の上にできており，ここには毛包などが残っているので初発と同じような経過で治療することができる．前段階の褥瘡が深かった場合は厚い瘢痕となり毛包などの上皮成分も残っておらず，創収縮も起こらない．これは難治性となるため手術治療を考慮する．

2. 深い褥瘡への対処

真皮よりも深いところまで壊死に陥ってしまった褥瘡である．壊死組織除去（デブリードマン）から始まり基本的にはこれまでの章で述べた wound bed preparation，感染対策，創傷被覆材，外用剤などに関するマネージメント・知識を駆使する．治療が功を奏して正常の創傷治癒過程に向かうことを期待するが，治療に反応しない難治性の褥瘡もしばしば経験する．次章で述べる手術治療の対象となることが多い．

第12章 褥瘡(3)：褥瘡に対する手術治療

褥瘡は看護領域で扱われてきた歴史が長いこともあり，予防・保存加療のみが注目される傾向にある．確かに wound bed preparation や創傷治癒促進技術の進歩はこれまで治療が困難と思われていた重度欠損の保存治癒を可能にしている．しかしこれらの技術革新の上に皮弁形成，植皮などの手術手技を加味することでより短期に確実な治癒を得られる．手術に至らず無駄に長期間を費やしている症例が相当数にのぼると思われる．

褥瘡に対する外科的治療は適切に行えば，保存的には得られない治療期間の短縮や優れた機能・形態の回復を達成できる．手術治療は褥瘡のトータルケアにおける治療手段の一環であることの認識が望まれる．

I 手術治療の適応

毛包が残存する真皮までの深さの褥瘡では，適切な保存加療により毛包内の表皮細胞が遊走して再上皮化するため一般に再建手術の適応とはならない．

皮下組織よりも深いものが手術の対象になりえるが，褥瘡の多様性ゆえその手術適応を明文化するのは困難である．しかし適応を考えるうえでの重要条件をあえて列挙するならつぎのような項目となる．

(1) 全身状態が手術・麻酔（全身，腰椎，局所）に耐え得る．
(2) 保存加療では治癒する見込みがないか非常に長期間を要する．
(3) 保存加療を続けるより手術したほうが確実に早期に良質の治癒を得られる．
(4) 術後管理ができる状況にある．
(5) 説明のうえ患者および家族が理解し手術を希望する．

いずれの項目についても定量的，画一的な指標で表すことはできず，スタッフ・術者の経験，技量に依存するところが大きい．以上のような項目と精神状態，社会的背景，経済状況などを総合的に判断して，手術したほうがメリットが大きいと判断できる場合に手術

適応となる．

II 手術の実際

1. 再建手術の基本手技

再建術式の選択は基礎疾患や全身状態により異なるが，再発の可能性を考慮して将来の再建を念頭においた術式を選択するのが原則である．創を閉鎖する再建に先立って褥瘡表面の壊死組織や不良肉芽組織をすべて切除する外科的デブリードマンを行う．

A．植皮術

植皮術は皮膚をいったん体から切り離して移植するものである．移植床から植皮片への血行が再開することにより生着する．低侵襲で手技も容易であるが，生着には移植床の血行と術後の局所安静が絶対条件である．褥瘡は外力を受けやすい部位に生じ血行不良な場合が多いため通常植皮による閉鎖は難しいとされてきたが，保存加療による血管化組織（vascularized tissue）の誘導技術や褥瘡対策用具・技術の進歩により植皮で閉鎖することができかつ再発も起こさない症例が増えている（図1）．

深い欠損に肉芽を誘導するバイオマテリアルとしてアテロコラーゲンを成分とする真皮欠損グラフト（人工真皮）が有用である[1]．

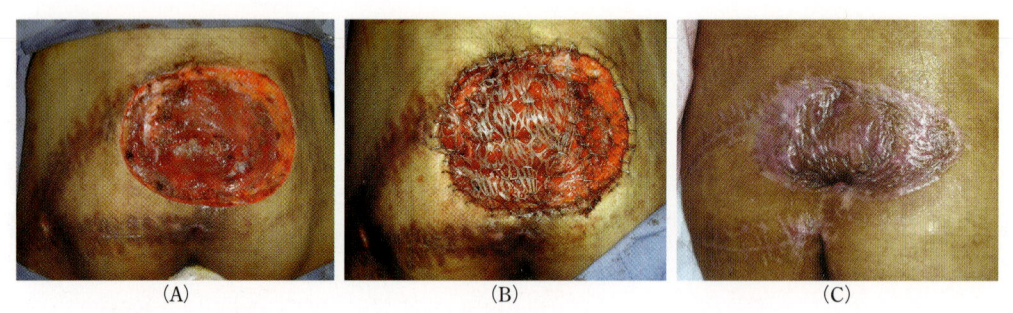

図1 仙骨部褥瘡への植皮術．(A) デブリードマン直後の状態．(B) 網状分層植皮術を行った．(C) 術後1年の状態．適切な術後管理により再発はない．

B．皮弁形成術

皮弁（flap）とは皮膚および皮下をも含めた軟・硬複合組織を体の一部と連続性を保ち血行を維持した状態で挙上・移動するものである．血行の悪い欠損部でも生着可能で，褥瘡再建手術手技の主流である．

褥瘡再建に用いる皮弁としては横転皮弁（transposition flap）の一種である Limberg flap が基本である．デブリードマン後の欠損を内角60度と120度の菱形と想定してデザ

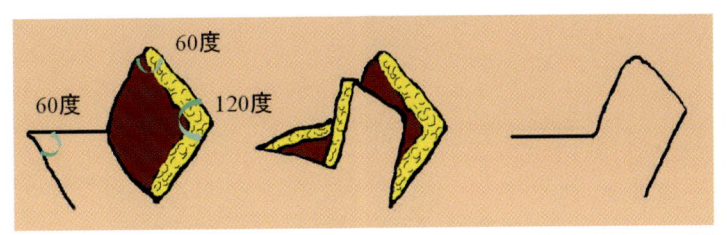

図2　Limberg flap の模式図．欠損を内角 60 度と 120 度の菱形と想定してデザインし，横転皮弁として移行する．

インする（図2）．この皮弁の作成が可能な欠損に対しては部位によらず第一選択と考えてよい．

2. 部位別の典型的な再建法

A. 仙骨部

　小範囲の欠損には Limberg flap を局所筋膜皮弁として用いる（図3）．Limberg flap を適応できない大きさのものには殿部の V-Y advancement flap を使用する．殿部に V 字型の皮弁をデザインし，大殿筋筋膜まで切開を加えて欠損部に移動する（図4）．皮弁により大きな可動性が必要な場合は大転子付近の穿通枝（perforator）を温存して大殿筋遠位部を挙上する distal perforator based VY flap が有用である[2]．

　筆者らの経験では日常遭遇する仙骨部褥瘡のほとんどはこの 2 種類の皮弁で再建可能である[3]．

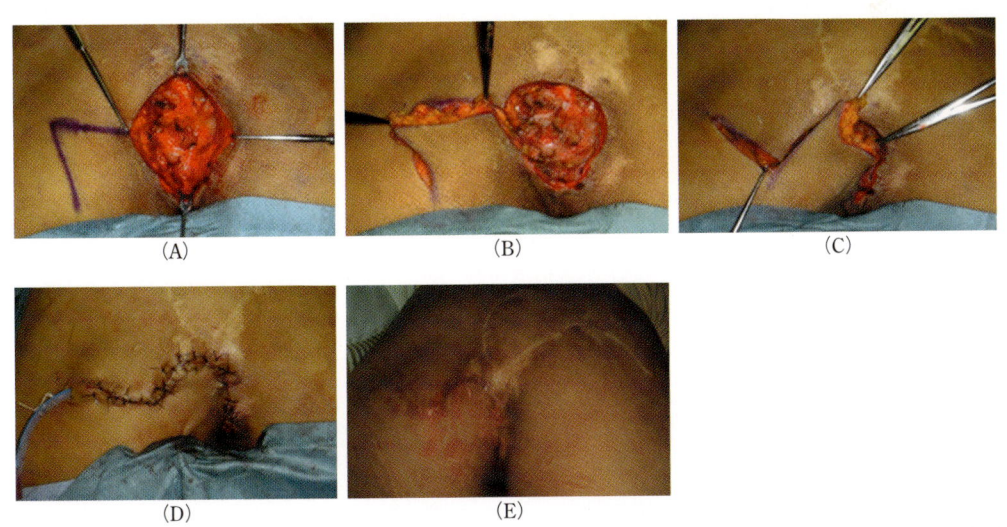

図3　仙骨部褥瘡に対する Limberg flap を用いた再建．(A) デブリードマン後の欠損にスキンフックをかけ菱形を形作って皮弁をデザインする．(B) 皮弁を挙上したところ．(C) 皮弁を横転・移行した状態．(D) 術直後の状態．(E) 術後 6 ヵ月の状態．

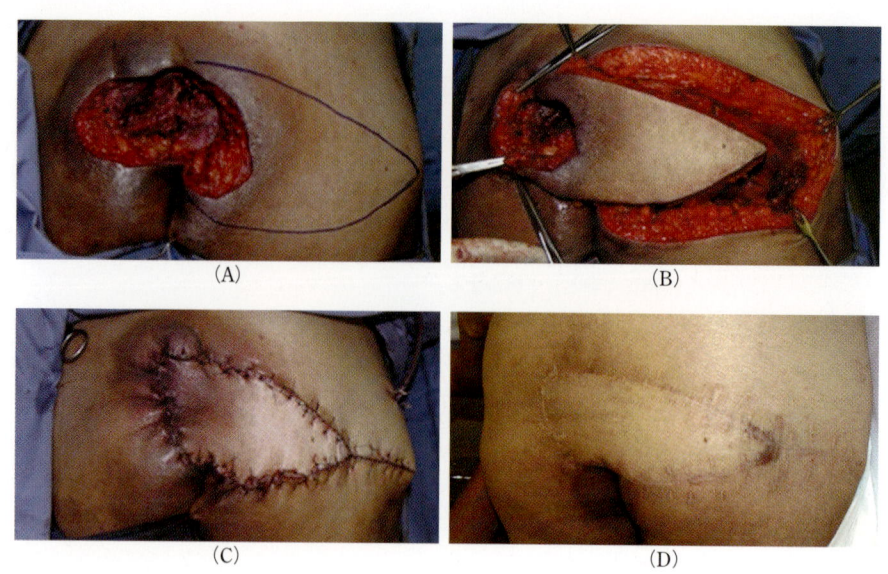

図4 仙骨部褥瘡に対するVY advancement flapによる再建．(A) 欠損と皮弁のデザイン．(B) 欠損部に皮弁を移行したところ．(C) 手術直後の状態．(D) 術後6ヵ月の状態．

B．大転子部

小さい欠損にはLimberg flapを用いる．

中程度以上の欠損には後大腿皮弁（posterior thigh flap, gluteal thigh flap）または大腿筋膜張筋皮弁（tensor fascia lata flap）を選択する（図5）．

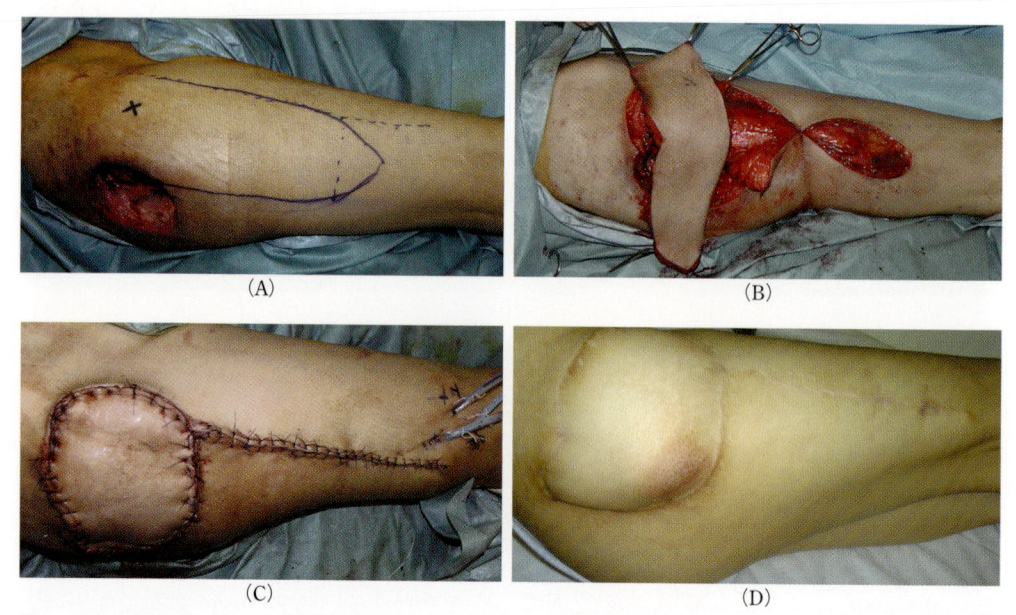

図5 大転子部褥瘡に対する大腿筋膜張筋皮弁による再建．(A) 欠損と皮弁のデザイン．(B) 欠損部に皮弁を移行したところ．(C) 手術直後の状態．(D) 術後4ヵ月の状態．

C．坐骨部

脊髄損傷患者に多く発生する．皮膚欠損が小さい割に大きな皮下ポケットを形成する傾向がある．死腔が小さい場合 Limberg flap で対処する．

中等度以上の欠損には大殿筋島状皮弁（inferior gluteus maximus island flap）が有効である（図6）．Foster らは100例以上の治療成績を基に同皮弁の有効性を報告しており[4]筆者らの施設でも頻用し良好な結果を得ている[5]．

過去の手術既往などのため躯幹・骨盤領域内で皮弁を採取できない時は大腿筋膜張筋皮弁や後大腿皮弁を考慮する．

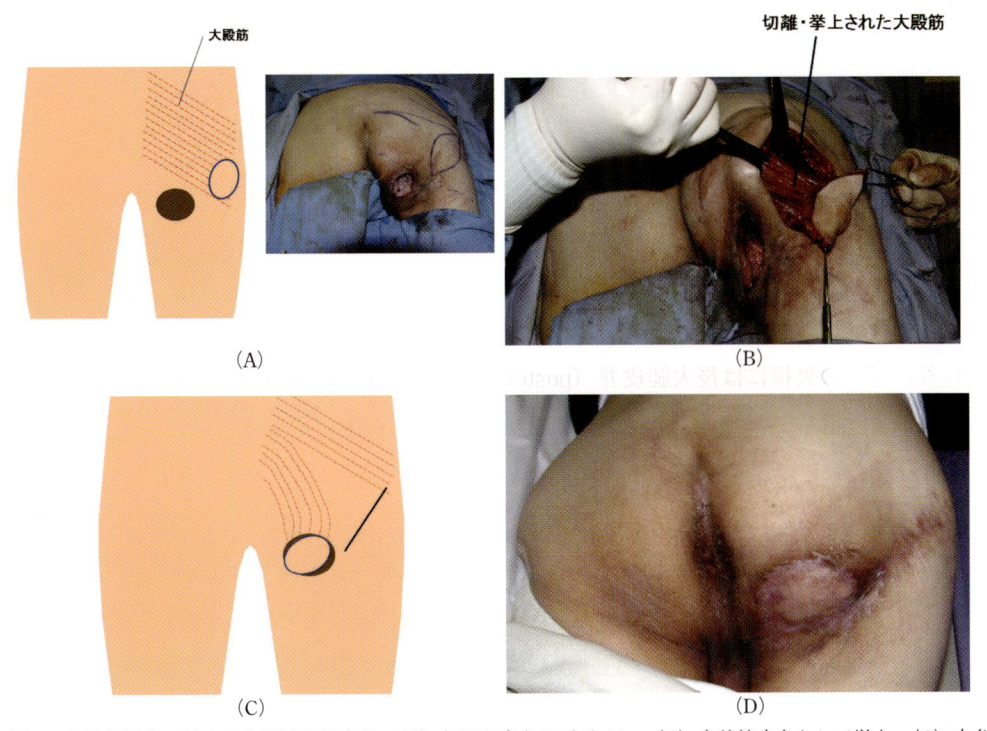

図6　坐骨部褥瘡に対する大殿筋島状皮弁．（A）欠損と皮弁のデザイン．（B）島状筋皮弁として挙上．（C）皮弁を皮下トンネルに通して欠損部に移行・充填した状態の模式図．（D）術後3ヵ月の状態．

III 手術の合併症と対策

褥瘡に対する皮弁形成術における初歩的合併症は縫合部の張力（tension）が強いために起こる創離開である．無理な張力がかからないよう皮弁を選択・デザイン・作成する必要がある．とくに坐骨部の場合股関節伸展時には容易に縫合閉鎖できても屈曲により大きな張力が加わる．手術時体位は側臥位とし，皮弁縫合時に股関節を伸展・屈曲しても創が開くような張力が加わらないことを確かめながら縫合する．

最もよく経験する合併症は皮弁と下床が癒合せず皮弁下に滲出液が貯まる漿液腫（seroma）である．適切に対処しないと感染を併発して創の破綻に至る．漿液腫を避けるためには皮弁の血行を維持しながら死腔を残さないようにしっかりと縫合すること，皮弁下に吸引ドレーンを留置して確実にドレナージを効かせることが重要である．ドレーン抜去後に漿液腫が生じた場合は再ドレナージ，再縫合を要することが多い．

IV 術後管理

術後は創部に加わる外力（圧力，ずれ力）を徹底して解除する必要がある．できる限り高機能の体圧分散マットレスとポジショニングピローを用いて体位変換を行うが，安静時，変換時ともに手術部位が supporting surface と接触しないようにする．

エアーフローティングベッドを使用できればほぼ完全な除圧が可能で体位交換の手間もほとんどなくなるので理想的である．

皮弁形成に関しては術後早期の合併症がなければ約3～5週間で治癒するが，前述の創離開や漿液腫，感染などの合併症のリスクも低くないこと，また治癒後適切な除外力やスキンケアを怠ると容易に再発することを患者および家族に理解してもらう必要がある．

■ 参考文献

1) Ichioka S, Ohura N, Sekiya N, et al: Regenerative surgery for sacral pressure ulcers using collagen matrix substitute dermis (artificial dermis). Ann Plast Surg 51: 383-389, 2003
2) Ichioka S, Okabe K, Tsuji S, et al: Distal perforator based fasciocutaneous V-Y flap for treatment of sacral pressure ulcers. Plast Reconstr Surg 114: 906-909, 2004
3) Ichioka S, Okabe K, Ohura N, et al: Versatility of the Limberg flap and the V-Y Flap (based on a distal perforator) for covering sacral ulcers. Scand J Plast Reconstr Surg Hand Surg 41: 65-69, 2007
4) Foster RD, Anthony JP, Mathes SJ, et al: Ischial pressure sore coverage: a rationale for flap selection. Br J Plast Surg 50: 374-379, 1997
5) 横川秀樹，市岡滋：坐骨部褥瘡に対する術式の選択．形成外科 51：1163-1171，2008

第13章 下肢難治性潰瘍の病態（1）：血管障害による下肢潰瘍

Clinical Wound Healing

難治性潰瘍は下肢に発生することが多い．従来「下腿潰瘍」という言葉が頻用されるが，これは狭義には下肢静脈うっ滞に起因するものを，広義には下肢（下腿＋足部）に潰瘍が存在する状態を指す．最近では後者の意味で用いられることが多い．本書では広義の意味で下肢潰瘍という語を使うことにする．

下肢潰瘍で頻度が高く典型的なものは①血管障害による潰瘍，②糖尿病による潰瘍である．本章では血管障害による下肢潰瘍の病態を解説する．

皮膚潰瘍の原因となる血管病変は動脈性と静脈性に大別される．潰瘍そのものの治療以前に原疾患の理解が必要となるのは言うまでもない．

I 動脈性（虚血性）潰瘍

末梢動脈疾患（peripheral arterial disease：PAD）による潰瘍である．PADには閉塞性動脈硬化症（arteriosclerosis obliterans：ASO）とバージャー（Buerger）病（閉塞性血栓性血管炎；thromboangitis obliterans：TAO）がある．頻度として前者が大部分であり，PAD ≒ ASO と考えられる．PAD のなかで閉塞を強調するため PAOD（peripheral arterial occulusive disease）とすることもある．

ASO はわが国において頻用される略語であるが海外ではあまり使用されない．最近の専門書やガイドラインでは PAD が使われることがほとんどである．特殊な病態として blue toe syndrome についても説明する．

1. 閉塞性動脈硬化症（arteriosclerosis obliterans: ASO）

A．疾患の概念

大動脈および腸骨動脈，大腿動脈など下肢への血管に動脈硬化が起こり内腔が著しく狭窄または閉塞して，患肢が虚血になることで症状を発症する疾患である．高年齢層に多く，

86　I　動脈性（虚血性）潰瘍

動脈硬化を基礎疾患とする高血圧，糖尿病，心筋梗塞，脳血管障害などの合併症を背景とし，とくに糖尿病合併頻度が高い．

B．症　状

下肢への動脈が閉塞するとさまざまな虚血症状がみられる．症状を軽いものから重いものへ4段階に分けた Fontaine（フォンテイン）の分類がよく用いられる．

Fontaine 分類

> I度：足の冷汗やしびれ感．
> II度：少し歩くとフクラハギや足底部の筋肉が痛くなるが，休むと軽快する．この症状を間歇性跛行（かんけつせいはこう）（intermittent claudication：IC）という．
> III度：足を動かさなくても足部に痛みを生じる．足を下垂していると少し軽快する安静時疼痛を生じるもの．
> IV度：足趾や足部に潰瘍や壊死を生じ，適切な治療が行われなければ，下肢の切断が必要になる可能性のあるもの．

慢性虚血性安静時疼痛（2週間以上持続）や潰瘍・壊疽などの虚血性皮膚病変を呈するもの（上記 Fontaine III 度または IV 度）は**重症下肢虚血（critical limb ischemia：CLI）**と呼ばれる．

C．動脈性潰瘍の特徴

皮膚潰瘍の部位としては足趾，足背，足底に多くみられ，下腿にもしばしば生ずる．動脈性潰瘍は下腿外側に多く辺縁明瞭で円形に近く，筋膜や筋肉に及ぶことも少なくない．また周辺皮膚に色素沈着を認めない（図1）．これに対し静脈性下腿潰瘍は下腿内側に好発し，辺縁不規則で筋膜より浅く，周辺に色素沈着を伴う（後述）．

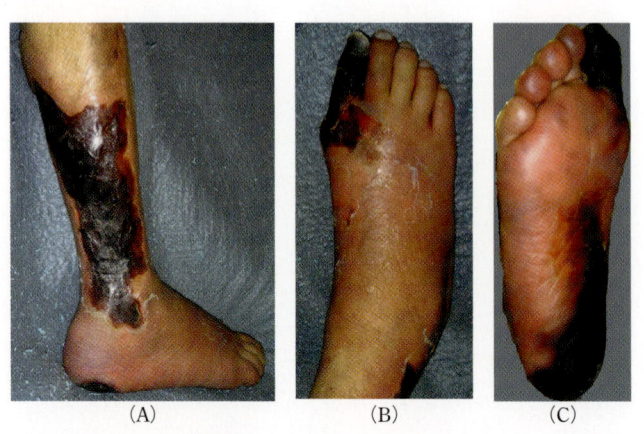

(A)　(B)　(C)

図1：ASO による皮膚壊死．同一患者の下腿外側，足趾，足底に黒色の乾燥壊死がみられる．

2. バージャー（Buerger）病（閉塞性血栓性血管炎 thromboangitis obliterans：TAO）

A．疾患の概念

　四肢の中・小動脈を分節的に侵す非動脈硬化性の炎症性動脈閉塞疾患で若年（20〜40歳）の heavy smoker に好発する．病変の寛解・増悪の背景に喫煙があるのが特徴である．

　好発動脈は下肢では ASO と対照的に浅大腿動脈病変が少なく，膝窩動脈から下腿動脈に分節病変を形成する．

B．症　状

　初発症状は冷感，知覚異常，チアノーゼ，間歇性跛行（IC），安静時疼痛，指趾潰瘍，壊疽などである．TAO は ASO と異なり安静時疼痛や潰瘍・壊疽で初発する例があることから Fontaine 分類は適用するべきでないと言われる．IC は腓腹部のほか ASO では見られない足底部 IC（15％）が特徴的である．

　遊走性静脈炎（migrating phlebitis）は特徴の一つで，四肢表在静脈に沿って皮膚色素沈着を残す．

3. Blue toe syndrome

A．疾患の概念

　突然生じる足趾の冷感，疼痛，網状斑を主徴とする疾患で大動脈など大血管壁に存在する粥状硬化巣や動脈瘤の壁在血栓から微小塞栓（コレステロール結晶）が飛散し，足趾の小血管を閉塞し発症する．

　微小塞栓飛散の原因として大血管手術や血管内治療（endovascular therapy：EVT）などの血管内操作による機械的損傷あるいは動脈瘤に対するワーファリン，ヘパリンなどによる抗凝固療法があげられる．誘因なく発生する特発性のものもある．

B．症　状

　早期に足趾，足底にかけて livedo 様紅斑（網状斑），冷感，疼痛が出現し，進行するにつれて紫斑，blue toes を呈する（図2）．さらに足趾の潰瘍・壊死を生じる．

　腎動脈，腸間膜動脈などの内臓動脈にも塞栓を来すため各種臓器障害を生じることがあり，総称してコレステロール結晶塞栓症（cholesterol crystal embolization：CCE）という．

C．治　療

　抗凝固剤を使用している場合は中止する．ステロイド，prostaglandin 製剤，LDL 吸着療法などが有効であると報告されている[1]．

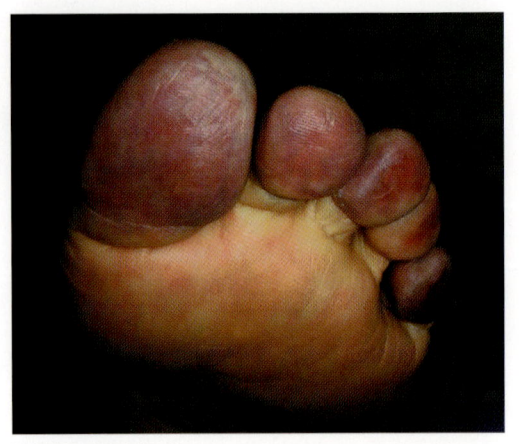

図2：Blue toes.

動脈性潰瘍の診断・治療については第15章および第16章でまとめる．

II 静脈性潰瘍（うっ滞性潰瘍）

　動脈から送り出された血液は組織に酸素・栄養を供給した後静脈を通って心臓に戻る．このとき下肢では血液が重力に逆らって流れねばならないので逆流しやすい．逆流を防止するため静脈にはところどころ弁がある．この弁がうまく働かないと血液が逆流し，うっ滞による障害が生じる．この状況が**慢性静脈不全症（chronic venous insufficiency：CVI）**で静脈性潰瘍の原因となる病態である．

　欧米では下肢潰瘍の原因としてCVIが多い．本邦では欧米ほど頻度は高くないと考えられるが，食生活の変化や肥満増加などにより今後患者数が増える可能性がある．

A．CVIの病態

　下肢の主な静脈は，深部静脈系と表在静脈系（大伏在静脈と小伏在静脈およびその枝）から成り，穿通枝（交通枝）が両者を繋ぐ（図3A）．これらの静脈系の弁に機能不全が生じると深部静脈血が表在静脈，皮下組織に逆流し，静脈瘤や皮膚障害を起こす．静脈弁不全は深部静脈，表在静脈，穿通枝のいずれにも起こる可能性があるが，穿通枝弁不全の頻度が最も高い（図3B）．誘因として立ち仕事，妊娠・出産，遺伝的要因などがある．

B．CVIの症状と診断

　下肢の静脈性疾患には1994年American Venous Forumで採択されたCEAP分類が用いられる（表1）．これは臨床徴候（C0-6），病因（Ec, Ep, Es），解剖学的部位（As, Ad, Ap）

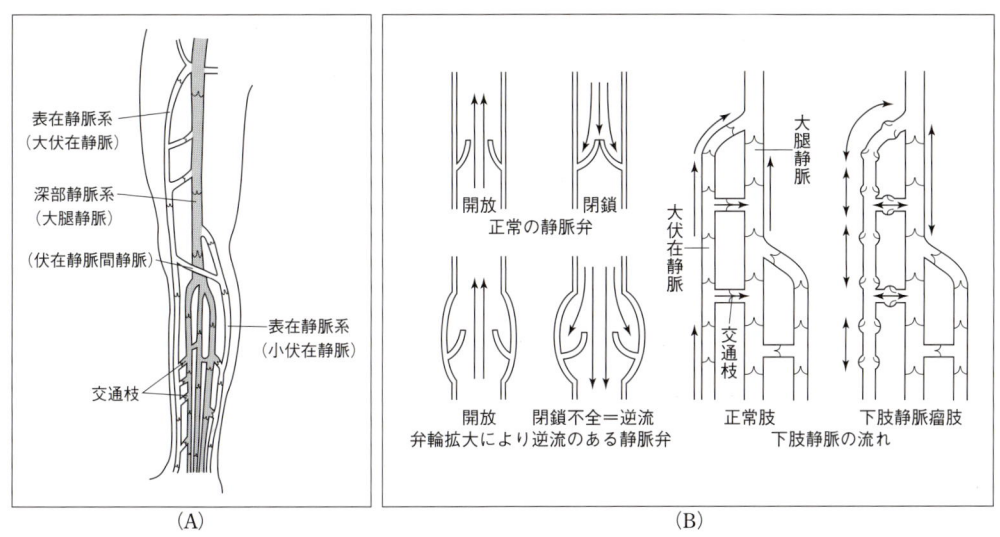

図3：(A) 下肢静脈の解剖．深部静脈系（大腿静脈）と表在静脈系（大伏在静脈，小伏在静脈）を，穿通枝（交通枝）が繋ぐ．(B) 静脈弁不全の模式図．表在静脈系に血液が逆流する．

表1　CEAP分類
C： Clinical signs (grade 0-6), supplemented by (A) for asymptomatic and (s) for symptomatic presentation E： Etiological classification (congenital, primary, secondary) A： Anatomic distribution (superficial, deep, or perforator, alone or in combination) P： Pathophysiologic dysfunction (reflux or obstruction, alone or in combination)

および病態生理学的機能不全（Pr, Po）に基づいている．臨床徴候は軽いものから重いものへ7段階に分類される．

```
Class 0：視診，触診上無徴候
Class 1：毛細血管拡張または静脈拡張
Class 2：静脈瘤
Class 3：浮腫
Class 4：静脈疾患に起因する皮膚変化（色素沈着，うっ滞性皮膚炎症状，
         lipodermatosclerosis）
Class 5：上記の皮膚変化に治癒した潰瘍を伴う
Class 6：上記の皮膚変化に潰瘍を伴う
```

自覚症状としては下肢重量感，立位による緊満感，浮腫，夜間の痙攣などがある．
静脈瘤を認めるものは比較的診断が容易といえるが，静脈瘤を認めないものもある．後

者では下腿の腫脹，発赤，板状の皮下硬結をみることから，うっ滞性脂肪織炎，強皮症様皮下組織炎，硬化性脂肪織炎などとも呼ばれる．この診断に関しては動脈性潰瘍，膠原病などに合併する血管炎，感染症，血液疾患，壊疽性膿皮症などを除外しなければならない．

C．CVI による皮膚潰瘍

皮膚潰瘍の部位は下腿下3分の1の内側に多いが，足背，下腿外側にもみられる．大きさや形状は様々で辺縁は不規則である．潰瘍は浅く，動脈性潰瘍と異なり，筋膜を貫くことは通常ない．周辺皮膚は色素沈着を認め，肥厚，硬化する（図4）．

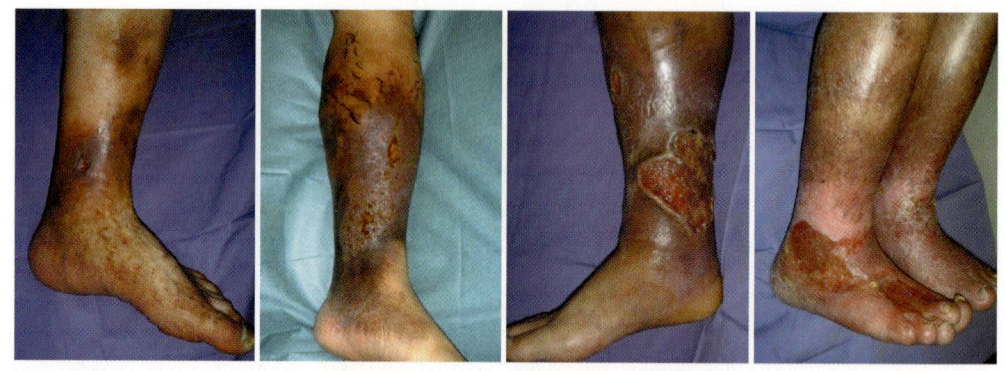

図4：静脈うっ滞による皮膚潰瘍．周辺皮膚に色素沈着，肥厚，硬化などを認める．

D．CVI の治療

(1) 保存療法

すべての静脈性潰瘍の直接病因は下腿の静脈圧上昇である．足部を下げている肢位では，上昇した静脈圧より高い圧力で弾性包帯や弾性ストッキングで持続的に**圧迫療法**を行うことが基本である．圧迫療法は潰瘍が治癒しても永続することが肝要である．腓腹筋の運動は筋のポンプ作用で静脈の還流が改善すると報告されている．

(2) 外科療法

表在静脈の弁不全と筋膜下穿通枝の弁不全による深部静脈からの逆流が原因の静脈性潰瘍に対しては圧迫療法をしつつ，外科的な表在静脈の**抜去術**（ストリッピング；**stripping**）と適宜静脈瘤摘出術を行う．

皮膚病変のない健常部位からアプローチして，内視鏡で見える穿通枝を凝固切断する**内視鏡下筋膜下穿通枝切離術（subfascial endoscopic perforator vein surgery：SEPS）**

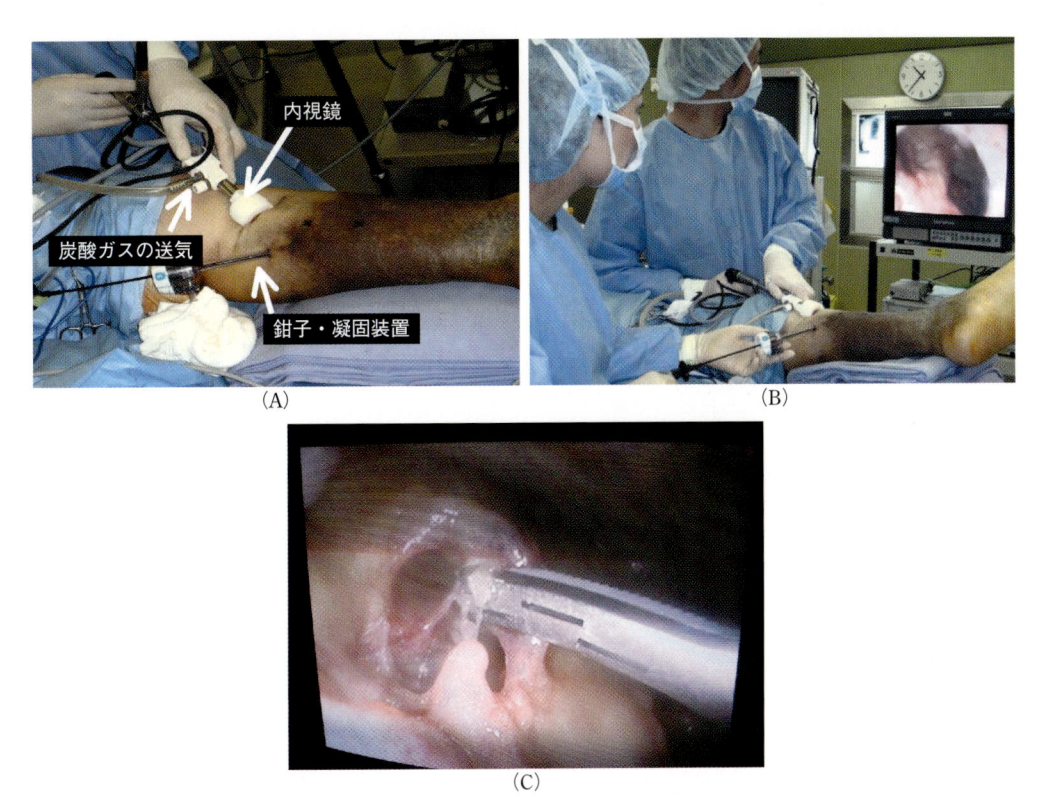

図5：内視鏡下筋膜下穿通枝切離術の実際．(A) 健常の皮膚部分から内視鏡等を挿入する．(B) 内視鏡下に不全交通枝を検索，同定する．(C) 超音波凝固切開装置により不全交通枝を切断する．

もその有効性が注目されている（図5）．

　硬化薬を静脈内に注入する**硬化療法**は重症度の低い症例に適するとされていたが，液状硬化療法に代わり近年フォーム硬化療法が盛んになり，治療成績が向上したため重症度の高い症例にも適応されるようになりつつある．最近ではカテーテルを使った血管内治療である高周波焼灼やレーザー照射による伏在静脈閉塞術も行われている．

　いずれの外科療法の後でも再発予防のため圧迫療法の継続は必須である．

■ 参考文献

1) 辻依子：Blue toe syndrome. 市岡滋，寺師浩人　編著：足の創傷をいかに治すか：糖尿病フットケア・Limb salvageへのチーム医療．克誠堂，東京，p121-124，2008

第14章 下肢難治性潰瘍の病態（2）：糖尿病性足病変

Clinical Wound Healing

　糖尿病は一言でいえば膵臓から分泌されるインシュリンの不足または作用低下によって糖分がうまく体内で利用されず，血液や尿の糖が過剰になる病気である．過剰な糖は血管の壁へ付着することで血管を障害していく．すなわち血管がもろくなったり，血液の流れが悪くなったり，血管の動脈硬化がすすんだり，さらには血管がつまったりすることで合併症を起こす．障害される血管は大きく二つに分類される．まずここから話をはじめる．

I　血管（循環）の分類

　血液は心臓から動脈へ押し出され，静脈となって心臓に戻る．小学生でも分かる医学の基本である．解剖図では動脈を赤，静脈を青で表す（図1）．この赤から青へは突然変わるわけではない．赤から青に変わる間に生命維持に欠かせない事象が起こる．

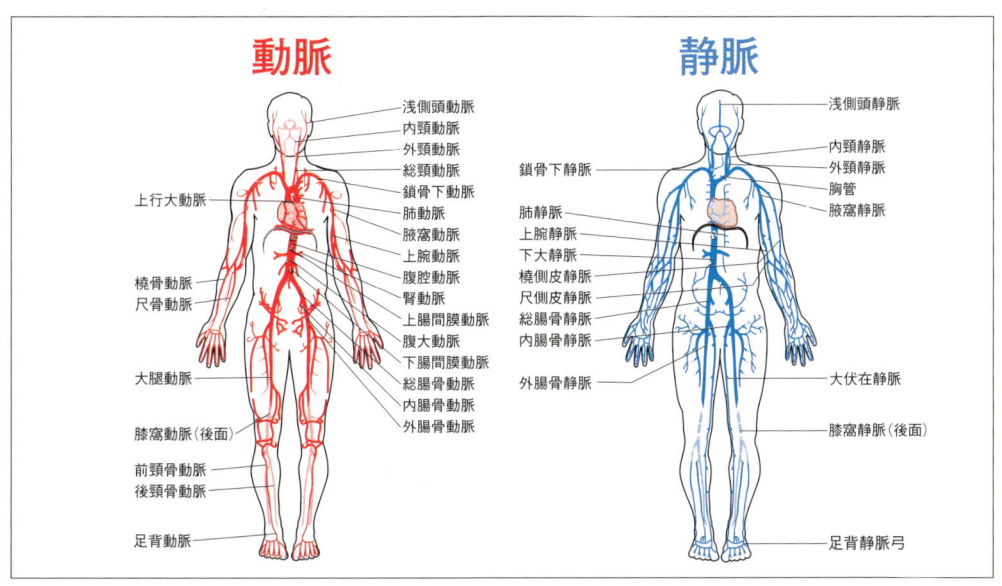

図1：血管の解剖図．　　　　　　　　　　　　　　　　　　（HomeCare Medicine, 2005, 5月号を改変）

94   II 糖尿病の合併症

1. 赤と青の間に何があるか？

　動脈は心臓から出た後どんどん分岐を繰返して細くなっていく．太さが約 0.15 mm（150 μm）以下になった動脈を細動脈と呼ぶ．細動脈はさらに分岐して赤血球 1 個が通れる程度の太さの毛細血管となる．その後，毛細血管は寄り集まって細静脈となり，さらに集まって静脈となり，収束を繰返して太くなり心臓にもどる．細動脈―毛細血管―細静脈の部分を **微小循環（microcirculation）** と呼び，それ以外の太い血管を広域循環または **大循環（macrocirculation）** という．解剖図の赤と青で表されているのは大循環であり，赤と青の間には微小循環が存在する（図2）．

2. 微小循環と大循環の役割

　血液は何のために循環しているか．その最重要目的を 1 つあげるとすれば何か？それは全身の組織細胞に酸素を与えることである．この酸素をはじめとして栄養や代謝老廃物のやりとり（物質交換）は大循環の太い血管ではなく，微小循環において遂行される．心臓と大循環は微小循環に血液を送り込むためのポンプおよび導管とみなすことができる（図2）．

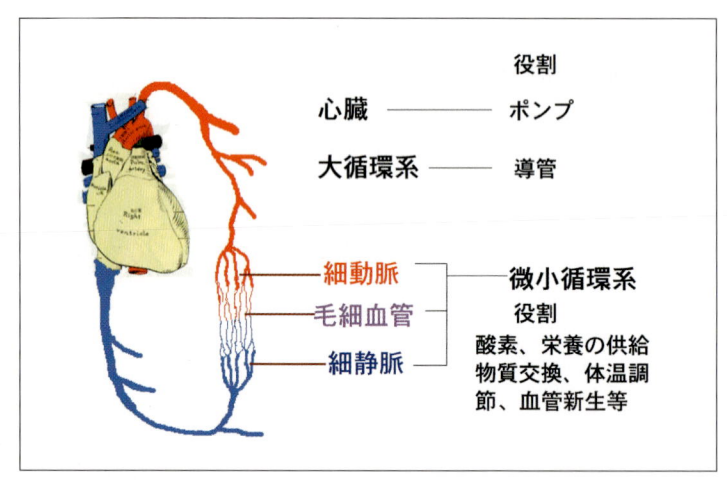

図2：大循環と微小循環．

II 糖尿病の合併症

　糖尿病の血管障害は大きく二つに分類されると言った．その二つとは **微小血管障害（microangiopathy）** と **大血管障害（macroangiopathy）** である．糖尿病の業界では microangiopathy を細小血管障害ということが多い．

　微小（細小）血管障害は糖尿病では特に目の網膜と腎臓の血管に起こり，それぞれ **糖尿病性網膜症**（後天的な失明の多くはこれが原因），**糖尿病性腎症**（透析患者の多くはこれ

による）となる．この二つに**糖尿病性神経障害**を加えて**糖尿病の三大合併症**という．

　大血管障害はほとんど動脈硬化症である．糖尿病特有ではなく高血圧症や高脂血症でも起こるが，心筋梗塞や脳梗塞を併発し，糖尿病の死亡の原因となる．

III　糖尿病性足病変とは

　糖尿病は皮膚にも合併症をもたらす．これは足部に好発してひどい場合は切断となるので quality of life に重大な影響を及ぼす．世界保健機構（WHO）は「神経学的異常といろいろな程度の末梢血管障害を伴った下肢の感染，潰瘍形成，または深部の破壊」を**糖尿病性足病変（diabetic foot）**と定義している．

　英語の教科書[1]では糖尿病性足病変をつぎの 6 stage に分けている．

Stage 1	Normal foot（正常足）
Stage 2	High-risk foot（高リスクの足）
Stage 3	Ulcerated foot（潰瘍を伴う足）
Stage 4	Infected foot（感染を伴う足）
Stage 5	Necrotic foot（壊死を伴う足）
Stage 6	Unsalvageable foot（救済不可能な足）

IV　糖尿病性足病変のメカニズム

　神経障害と血管障害のどちらか，あるいは両者が合わさって病変を生じるが，**典型的な糖尿病性足病変は主に神経障害性**である．

1. 神経障害がなぜ足病変をひき起こすか？

　血管障害では，酸素供給が途絶えて組織が虚血壊死に陥るため潰瘍が生じるというプロセスをすぐ理解できる．しかし神経障害がなぜ壊死や潰瘍をひき起こすかはすぐには納得できないのが普通である．

　神経には皮膚の感覚を担う知覚神経，筋肉の動きを司る運動神経，血流や発汗を調節する自律神経があり，それぞれの障害が潰瘍に繋がる．

A. 知覚神経障害

　痛みを感じにくくなり，**皮膚が傷ついても気付かないため悪化して潰瘍となる**．靴擦れや靴の中の異物に気付かず潰瘍ができることもある（図3）．熱さにも鈍くなるので熱傷を負って潰瘍になることもある．

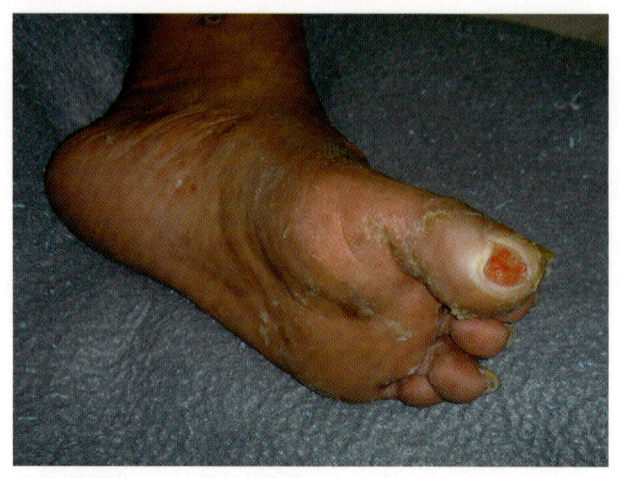

図3：靴擦れによって生じた潰瘍．

B. 運動神経障害

　筋肉を支配する神経の障害によって骨間筋が萎縮し**足が変形**する．足趾が背屈する変形（ハンマー趾 hammer toe）が特徴的である．この変形によって中足骨骨頭部に荷重が集中するようになり，背側に出っ張った趾関節は靴にあたって圧迫される（図4）．中足骨骨頭部の角質が増生して胼胝（タコ）ができやすくなる．胼胝ができても患者は痛みを感じないので歩き続ける．そのためさらに胼胝が硬く厚くなり，直下の軟部組織を傷つけて潰瘍ができる（図5）．また足趾関節にも潰瘍を形成する（図6）．

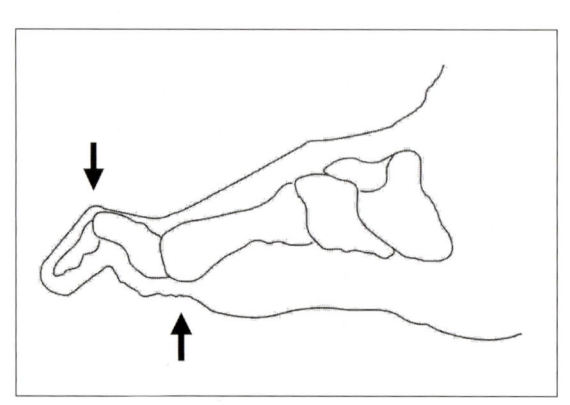

図4：ハンマー趾：出っ張った趾関節と中足骨頭部が圧迫されやすい．

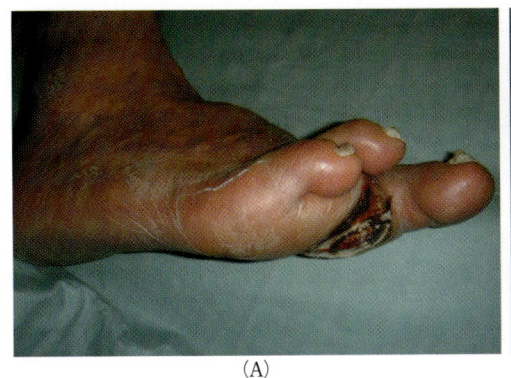

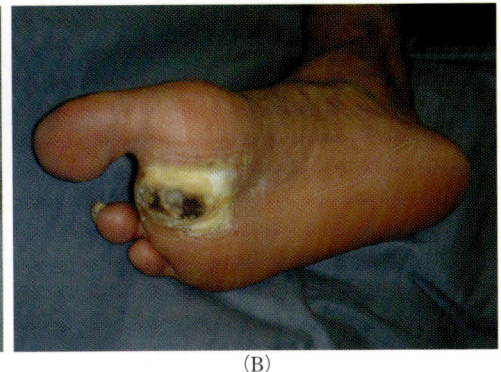

図5：中足骨頭部の胼胝.

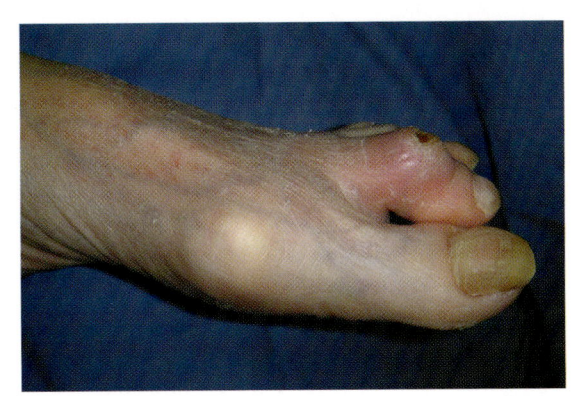

図6：足趾関節の潰瘍.

C. 自律神経障害

　自律神経は血管にまとわりつき血管平滑筋を収縮させたり弛緩させたりして血流を調節している．血流の調節は酸素供給以外に体温調節に大きな役割を果たしている．寒いときには皮膚血管は収縮して，体表の血流を少なくして血液の熱が外に逃げないようにする．逆に暑いときは皮膚血流を増加させ熱を外に放出する．この際に「動脈→細動脈→毛細血管→細静脈→静脈」という通常の経路では毛細血管など細い血管の抵抗が強く，あまり多くの血液を流すことができない．そのため細い血管を通らずに動脈と静脈を直接結ぶ血管があらかじめ存在している．ここに血液を通せば抵抗が小さいため多量の血液を流すことができる．この血管を**動静脈シャント（AV shunt）**という（図7）．この血管は自律神経に支配されて血流増大が必要な時（暑いときなど）だけ開くように調節されている．

　糖尿病で自律神経が障害されると必要もないのに**動静脈シャントが開いてしまう**．その結果，皮膚血流量は多いのに酸素供給等の機能を担う微小循環を通らない血液が増えてしまうため循環障害となる．

　自律神経障害で発汗も障害され**皮膚が乾燥**する．乾燥皮膚は亀裂が生じやすくこれも潰

98　Ⅳ　糖尿病性足病変のメカニズム

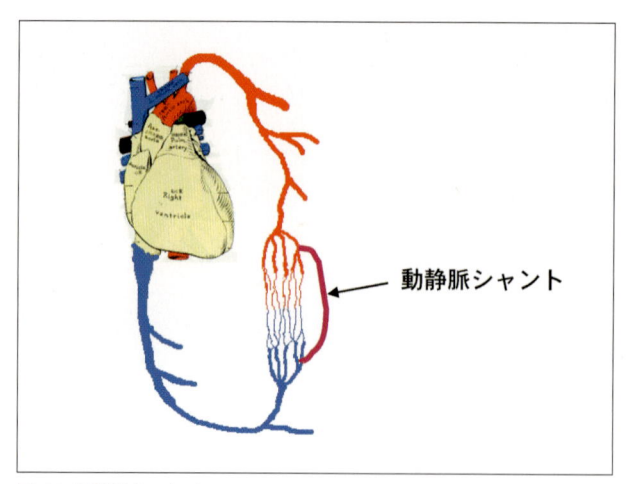

図7：動静脈シャント．

瘍の要因となる．

　神経障害により足の骨・関節の融解・破壊も起こる．これによる足の変形を**シャルコー関節（Charcot's osteoarthropathy）**と呼ぶ（106頁）．この変形によっても局所に荷重が集中し，潰瘍形成の原因となる．

2. 血管障害

　大血管障害（macroangiopathy）すなわち **PADによる虚血性障害が合併する例が多く治療に難渋する**．非糖尿病のPADでは腹部大動脈，腸骨動脈，大腿動脈など中枢の血管がおかされるのに対し糖尿病例では膝より遠位の脛骨や腓骨動脈など末梢血管がおかされやすい．ここで「末梢血管」≠「微小（細小）血管」ということを注意しておきたい．「末梢血管」は大循環系に属するが心臓から遠い部位（手や足）にある血管という意味である．

　様々な程度の微小（細小）血管障害（microangiopathy）も起こり，神経障害や大血管障害と相まって，潰瘍・壊死の発症や増悪に関与する．

3. 感　染

　糖尿病では好中球機能（遊走能，貪食作用，殺菌能）の低下を中心とした免疫能力の低下が起こり**感染に弱くなる**．これも糖尿病性足病変の大きな要因となる．気付かないような小さなひび割れなどから細菌が侵入する．一旦感染を合併すると微小血栓を形成し循環を悪化させ，壊死をまねく（図8）．

　神経障害，**血管障害**，**易感染性**が糖尿病性足病変の三大要因である．

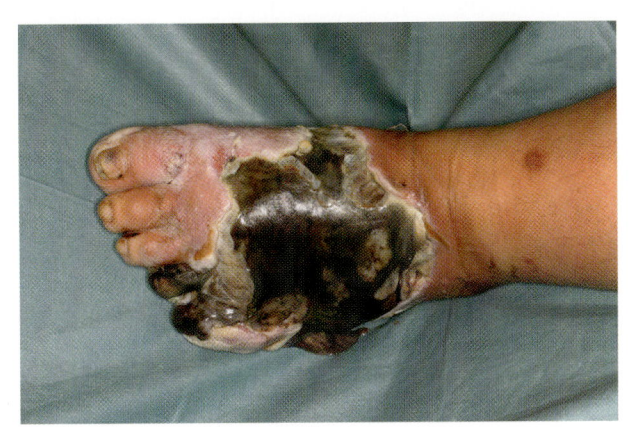

図8：感染を伴った足壊死.

■ 参考文献
1) Edmonds ME, Foster AVM, Sanders LJ: A Practical Manual of Diabetic Foot Care. Blackwell Publishing Ltd, Massachusetts, 2004

第 15 章
下肢難治性潰瘍の診断

Clinical Wound Healing

　典型的な下肢潰瘍の主因は血管障害と神経障害である．診察に際してはそれぞれを念頭に置く．

　緊急を要する判断は重症虚血の有無である．創傷治癒に必要な血行がなければいかなる手段を駆使しても治癒しない．重症下肢虚血で血行改善をしないまま不用意な壊死組織のデブリードマンを行うと壊死を近位へと拡大させる結果にもなりかねない（図1）．

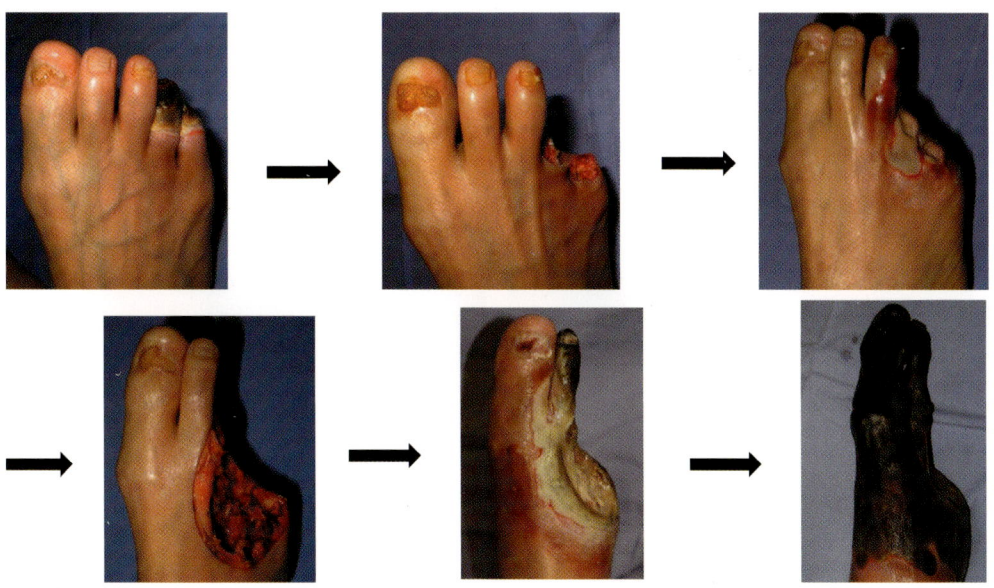

図1：重症下肢虚血における危険なデブリードマン．血行が不足していると新たな壊死を招き近位へと拡大してしまう．

I　血行障害の診断

　血管障害は静脈または動脈に起こる．そのいずれかを鑑別する．静脈性潰瘍の臨床所見は特徴的なため容易に判定することができる．これは第13章で詳しく説明してあるのでここでは動脈性潰瘍の診断について述べる．

1. 視　診
皮膚に現れる血流障害の徴候をみる．
- **A. チアノーゼ，蒼白**
- **B. 脱　毛**
- **C. 爪の萎縮，肥厚**
- **D. Blue toe syndrome**（87頁）
- **E. Pink painful ischemic foot**：重症下肢虚血では毛細血管前後の血管が拡張しているため，下垂した際に足がピンク色（紫色）になることがしばしばある（rubor on pendency）（図2A）．また灌流圧が低いため患肢を挙上すると蒼白となる（palor on elevation）（図2B）．このような状態の患者は虚血性疼痛を訴えることが多い．高度の安静時疼痛は下肢を下垂することで和らぐためベッドから下肢を垂らすか座位で睡眠をする場合もあり，患肢には浮腫が生じ虚血と疼痛がさらに悪化する．

　　感染による蜂窩織炎と間違えやすいので注意する．虚血肢は冷たいが蜂窩織炎は熱感を有し足を挙上しても紅斑が持続することが多い．

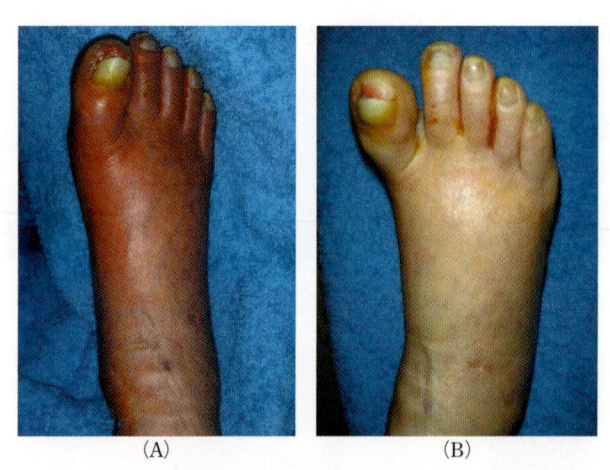

図2：（A）Pink painful ischemic foot．足を下垂しているとピンク色（紫色）になる．（B）患肢挙上時の状態．虚血肢ではピンク色が消え蒼白となる．

2. 検　査
A. 下肢動脈拍動の確認
　ドップラー聴診器を用いて足部で足背動脈，後脛骨動脈の血流音を確認する（図3）．聴こえない場合はそれより中枢に閉塞があることを疑う．

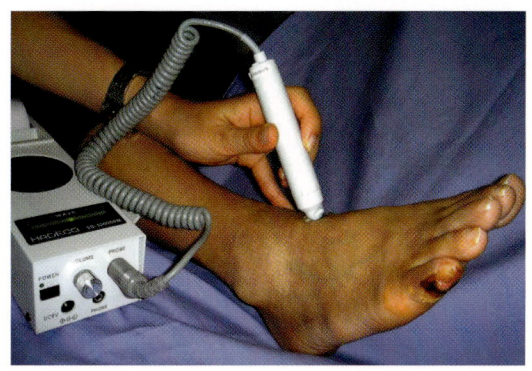

図3：ドップラー聴診器を用いた足背動脈の聴取．

B．Ankle brachial pressure index（ABPI または ABI）

ドップラー聴診器を利用して血圧測定と同様の方法で足部の足背動脈や後脛骨動脈のドップラー音が聴取できる圧を測定する．同時に上腕の血圧を測定し，下肢の血圧との比（ABI ＝下肢の血圧／上肢の血圧）を求める．正常値は 0.95 以上 1.3 未満である．0.9 以下の場合は何らかの虚血があると疑う．

動脈硬化・石灰化により血管が硬くなり，加圧で閉塞しにくくなるため**虚血があるにもかかわらず ABI が低下しないこともあるので注意する**．

C．微小循環血流の評価

（1）経皮的酸素分圧（transcutaneous oxygen pressure：TcPO$_2$）

43～44 ℃に加温したセンサーを皮膚にあて，その部の血流をできるだけ増加させて微小血管から拡散する酸素分圧を皮膚を通して計測する（図4）．微小循環拡張時の皮膚血流量を間接的にみていると考えてよい．下肢の正常値は仰臥位にて 40 mmHg 以上で，20 mmHg 以下では創傷の治癒機転が働くための血行を有していないことを示す[1]．

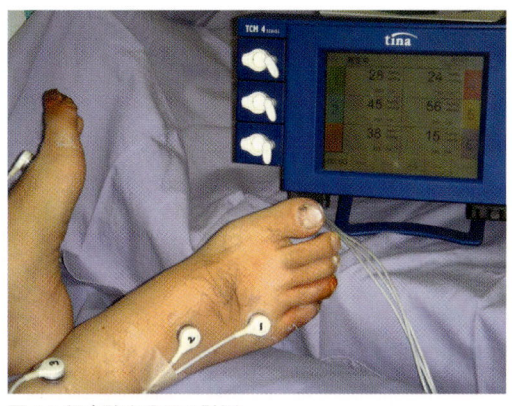

図4：経皮酸素分圧の計測．

(2) 皮膚灌流圧（skin perfusion pressure：SPP）

Väsamed 社の PAD 3000 という機器を使う．計測したい部位にレーザードップラー血流計のセンサーを装着し，その上を血圧計のようなマンシェットを巻く．加圧し皮膚微小循環血流を途絶してから徐々に減圧し，血流が回復する圧をみる（図5）．その圧が SPP である．創部における SPP 値が 30 mmHg 以下になると創傷治癒機転が働かないと考えられている[2]．Tsuji らは 35 mmHg 未満の場合はデブリードマン前に血行再建の必要があるとしている[3]．

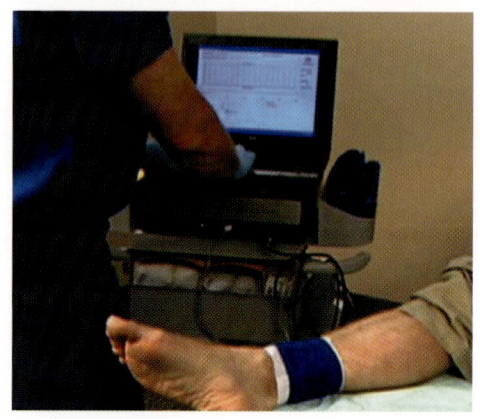

図5：SPP の計測．

D．血管の形態評価

（1）血管超音波（図6）

腹部大動脈から足趾動脈にかけて非侵襲的に血管内腔の観察することができる．カラードップラー法，パルスドップラー法を用いて血流量を測定することもできる．

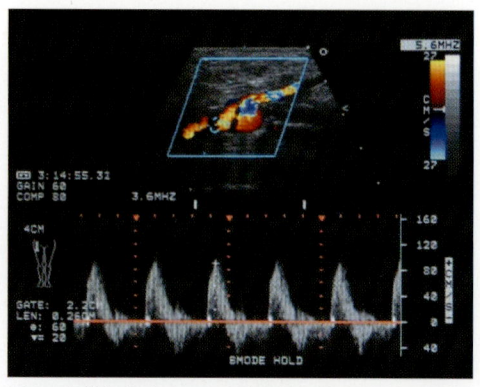

図6：血管超音波による下肢血管の描出（上）と血流のドップラーパターン（下）．

(2) MR angiography（MRA）（図7）

ガドリニウム造影剤を使用する造影 MRA と使用しない非造影 MRA がある．末梢動脈まで描出するには造影 MRA が勧められる．ガドリニウは腎毒性が低く副作用が少ない．

非造影 MRA は撮像時間が長くかかるが，繰り返し評価が必要な症例やスクリーニングに適している．

MRA は多方向から画像検索が可能である．

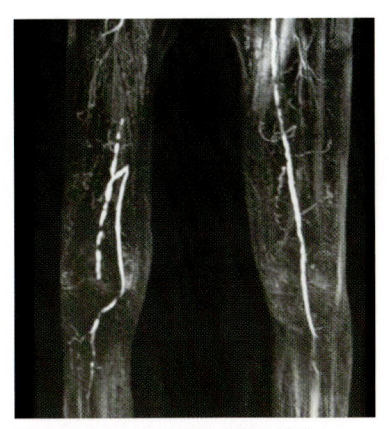

図7：MRA による下肢血管の描出．

(3) CT angiography（CTA）（図8）

ヘリカル CT の検出器を複数配列した MDCT（multidetector-row CT）が開発され鮮明な画像が得られるようになった．1 mm 以下のスライス厚で 1 回の撮像から再構成された画像は自由な角度から表示できる．ヨード造影剤の使用や放射線被爆，石灰化によるアーチファクトなどが短所である．

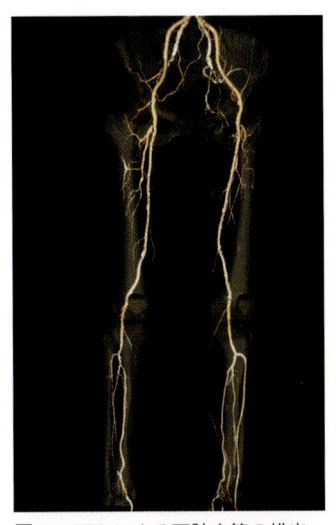

図8：CTA による下肢血管の描出．

(4) 血管造影

検査としては侵襲性が高く，最近では血管エコー，MRA，MDCT などの非侵襲的検査が発展してきたため診断目的のみで実施されることは少ない．血行再建術を前提で行われることが多い．

II 神経障害の診断

神経障害には**知覚神経障害**，**自律神経障害**，**運動神経障害**がある．

1. 知覚神経障害

Semmes-Weinstein monofilament test：足のさまざまな部位（特に足趾，前足部，中足骨骨頭部）に直径の異なるナイロン製のフィラメントを当て屈曲するまで加圧して触知可能かを調べる（図9）．10 g の負荷がかかる 5.07 の太さ以上で感知不能な場合は**防御に必要な感覚が欠落**しており，足病変ハイリスク患者として注意を要する．

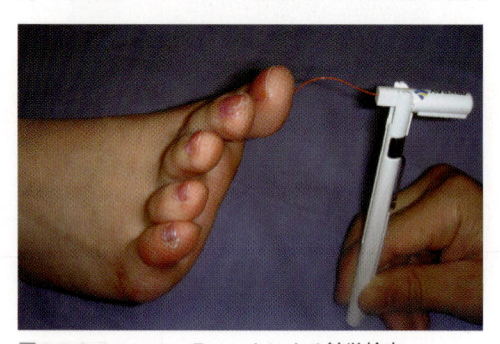

図9．ナイロンフィラメントによる触覚検査．

2. 自律神経障害

自律神経障害は足部の視診と全身の自律神経検査により判断する．

A. 視 診

(1) 皮膚乾燥：糖尿病の自律神経障害では一般に上半身の発汗は多くなるが，足の発汗は抑制され乾燥する．乾燥のため胼胝も硬くなる．

(2) 皮膚亀裂：乾燥のため特に足底に亀裂が生じやすい．

(3) 静脈怒張：動静脈シャント（AV shunt）開大のため足背，足関節部の静脈が怒張する．

(4) 脱毛：PAD などによる虚血または動静脈シャント開大による皮膚微小循環血流の

減少により，脱毛する．

3. 運動神経障害
A. 視　診
　運動神経障害に基づく筋肉萎縮，筋肉バランス異常，筋力低下などのため足変形や歩行障害が起こる．

　(1) 凹足変形（pes cavus）：足の甲が高くなり，中足骨骨頭部が下に突出する．足底圧が上昇して足病変を起こしやすくなる（図10）．

　(2) 足趾の変形：ワシ爪趾（claw toe：PIP，DIP関節の屈曲変形）（図11），ハンマー趾（hammer toe：PIP関節屈曲，DIP関節の伸展変形）（図12）．

　(3) 歩行障害：筋力低下のため動揺性歩行などを生じることがある．

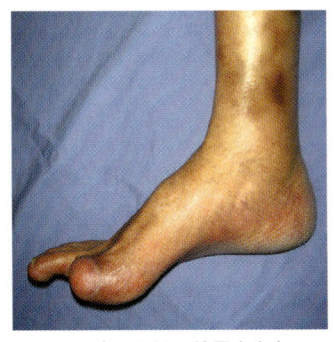

図10：70歳，男性，糖尿病患者の下肢．脱毛により毛が全くない．足の甲が高くなり，中足骨骨頭部が下に突出する凹足変形（pes cavus）を呈している．

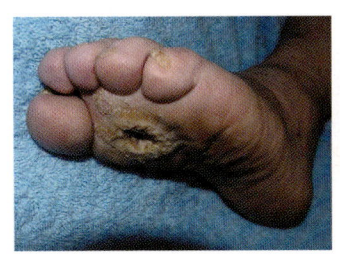

図11：PIP, DIP関節が屈曲したワシ爪趾（claw toe）．

図12：ハンマー趾（hammer toe）．

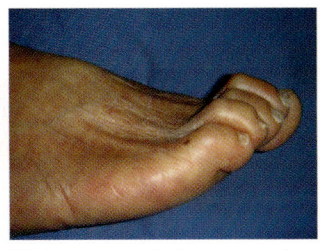

4. 神経障害による骨・関節変形：シャルコー関節（Charcot's osteoarthropathy）

　シャルコー関節とは100年以上前にシャルコーが報告した神経障害を原因とする骨の破壊を示す病態である．種々の神経障害に付随して見られ神経病性関節症とも呼ばれる．

　糖尿病性神経障害が原因となる場合はほとんど足関節以下に発生するがまれに膝関節にもみられる．骨・関節の破壊，靭帯の弛みにより足底のアーチが消失する．

　骨破壊が進行すると足底に骨が突出する．典型的なものは**rockerbottom deformity（ゆりかご底状変形，舟底型変形）**と呼ばれる変形となる．足底が凸状となり多くは潰瘍を伴う（図13A）．足根骨間，足根中足関節の離開や変位がみられる（図13B）．

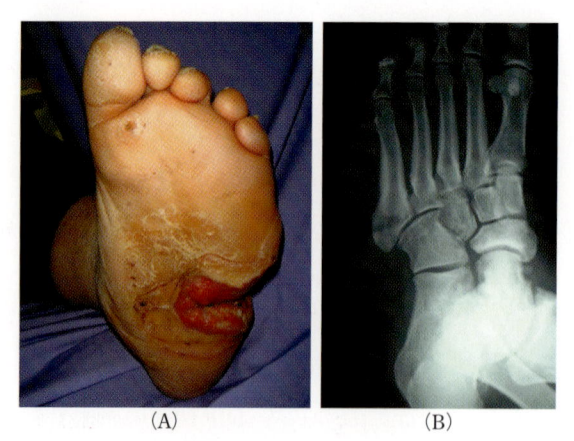

図13：シャルコー関節によるrockerbottom deformity．(A)足底のアーチが消失し凸状に盛り上がる．多くは潰瘍を伴う．(B)足根骨の離開，変位がみられる．

III 皮膚病変の診断

神経障害，血流障害に基づく皮膚乾燥，亀裂，色調変化と後述する創傷，潰瘍以外に**爪病変と足白癬をよく合併する**．

1. 爪病変

陥入爪，爪周囲炎，爪白癬，爪肥厚，爪萎縮など．爪病変の存在や不適切な処置が足趾の潰瘍や壊死の発症に深く関与する．

2. 足白癬症

糖尿病の足はきわめて高率に白癬を合併し，これによる亀裂などが**潰瘍，二次感染の元**になる．足底部と趾間部をよく診る．

IV 創傷（足潰瘍・壊死・壊疽）の診断

ここで用語の整理をしておく．**壊死**（necrosis）とは身体の臓器・組織の一部が血行障害などにより死滅した状態である．**潰瘍**（ulcer）とは壊死による一定深さ以上の皮膚または粘膜の部分的欠損である．欠損が浅く，真皮または粘膜筋板に至らないものは糜爛（びらん）（erosion）と呼ぶ．**壊疽**（gangrene）は一般に壊死に陥った部分が腐敗・融解を来たした状態と理解されているが，糖尿病性足病変のインターナショナル・コンセンサスでは「皮膚と皮下の構造（筋，腱，関節，骨）の連続した壊死で，四肢の一部の喪失な

しには治癒が予期できない不可逆的な障害」と定義されている．

　足潰瘍の部位や性質によりある程度神経性か虚血性を推定できる．

1. 部　位
　虚血性潰瘍は足趾，足背，足底，下腿などに生ずる．神経性潰瘍は靴にあたったり，ずれのかかりやすい足趾，骨隆起部，中足骨骨頭部，足底などにできやすい．

2. 潰瘍の色調
　虚血性潰瘍では灰白色，黒色の壊死をみることが多いが，神経性潰瘍では赤色，黄色，暗紫色，黒色などさまざまである．

3. 感染の合併
　潰瘍部周囲に発赤，腫脹，熱感，疼痛，化膿性滲出液といった炎症徴候がある時は感染の合併と考える．**感染は腱に沿って上行する傾向がある．**

　感染が皮下へびまん性に広がる**蜂窩織炎**（cellulitis）になることが多い．

　もっと酷くなると皮下組織，筋膜，筋肉がおかされ，感染が筋膜上を水平方向に急速に拡大する**壊死性筋膜炎**や嫌気性細菌からの毒素によって筋肉組織が進行性に壊死に陥り，創傷内にガスが発生する**ガス壊疽**といった重篤な感染症になりえるので注意する．

4. 壊死の性状
　神経性潰瘍では感染に伴う湿性壊死（wet necrosis），虚血性潰瘍では乾性壊死（dry necrosis）を呈する傾向がある．

■ 参考文献
1) Pecoraro RE, Ahroni JH, Boyko EJ, Stensel VL：Chronology and determinants of tissue repair in diabetic lower-extremity ulcers. Diabetes 40: 1305-13, 1991
2) Castronuovo Jr JJ, Adera HM, Smiell JM, Price RM：Skin perfusion pressure measurement is valuable in the diagnosis of critical limb ischemia. J Vasc Surg 26: 629-37, 1997
3) Tsuji Y, Terashi H, Kitano I, Tahara S, Sugiyama D: Importance of Skin Perfusion Pressure in Treatment of Critical Limb Ischemia. Wounds 20: 95-100, 2008

第16章 下肢難治性潰瘍の治療

動脈障害，神経障害（糖尿病）による下肢潰瘍についてその治療を解説する．

I 動脈性（虚血性）潰瘍の治療

　PAD の患者で創傷治癒に必要な血流がない場合は潰瘍に対するいかなる局所治療も無効であり，PAD に対する治療が最優先となる．この治療では 2000 年に欧米の脈管学関連の 14 学会が PAD のマネージメントに関してエビデンスに基づき集学的，国際的に検討を重ねて作成したガイドラインである TASC（Trans-Atlantic Inter-Society Consensus）および 2007 年に欧米に加えてオーストラリア，南アフリカ，日本が参加した改定版である TASC II に準拠することが推奨されている．

1. PAD 治療の概要

　内科的全身療法として運動療法と薬物療法，血行再建術として血管内治療，外科的バイパス手術および再生医療がある．
　Fontaine I 度（無症候性）では禁煙，生活習慣の改善が中心となる．
　Fontaine II 度（間欠性跛行）では薬物療法および運動療法が推奨されており，効果がなければ血行再建を考慮する．
　Fontaine III，IV 度（安静時疼痛，潰瘍，壊疽）は CLI（86 頁）に相当する状態で，薬物療法とともに可及的早期に血行再建を考慮する．

2. PAD の内科的治療

A．薬物療法
　下肢の血流を改善するため以下のような血小板凝集抑制，血管拡張作用のある薬剤を用いる．

(1) 経口薬

サルポグレラート（アンプラーグ®），シロスタゾール（プレタール®），ベラプロスト（プロサイクリン®），チクロピシン（パナルジン®），イコサペント酸（エパデール®）など．

(2) 注射薬

リポ PGE 1（パルクス®，リプル®），PGE 1（プロスタンジン®）．

B．運動療法

Fontaine I, II 度が適応となる．歩行訓練を中心とした運動療法の効果が多く報告されており，TASC II においてもその重要性が強調されている．

3. 血行再建

A．血管内治療

血管内にカテーテルを挿入して動脈の狭窄・閉塞部位を治療する．インターベンションとも総称される．経皮的末梢血管インターベンション（percutaneous peripheral intervention）の意味で PPI という略語も使われる．

先端にバルーンがついたカテーテルを挿入し狭窄部でバルーンを膨らませて血管内腔を押し広げる経皮経管的血管形成術（percutaneous transluminal angioplasty：PTA）が一般的である．この際，ステントと呼ばれる金網状のチューブを病変部に留置して内腔を確保することも多い．

B．外科的バイパス術

人工血管や自家静脈（多くは大伏在静脈）を用いて行われる．病変を大動脈—腸骨動脈領域，大腿—膝窩動脈領域（膝上），膝窩動脈以下（膝下）に分けて考える．TASC では前2者について病変の状態を Type A〜D に分類しており，それぞれについて血行再建術の判断基準が示されている（表1）．

膝下の PAD では血管内治療の評価は定まっておらず，バイパス術が選択される．糖尿病患者の PAD では膝下病変の頻度が高く，足関節付近までのバイパス（distal bypass, paramalleolar bypass）を要する場合が多い．しかし distal bypass ができる血管外科医は限られているのが問題である．最近では膝下の末梢まで血管内治療の適応を拡大する施設も増えつつある．

表1 大動脈腸骨動脈病変，大腿膝窩動脈病変のTASC分類からみた治療

	大動脈腸骨動脈病変	大腿膝窩動脈病変	治療法の選択
A型			血管内治療
B型			血管内治療
C型			血管内治療 または 外科治療
D型			外科治療

C．再生医療

　血管新生を促進する能力のある細胞を下肢筋肉内に注射して側副血行の形成を促し肢の血流を改善しようとする方法である．

　現在本邦においては「骨髄細胞移植による血管新生療法」「末梢血単核球移植による血管再生治療」「末梢血幹細胞による血管再生治療」の3技術が先進医療として認可されている．

　前2者は自己骨髄液または末梢血から単核球層を分離して虚血肢の筋肉内に注入する．単核球中には血管内皮前駆細胞や成長因子が含まれ，これらが血管新生を促進するとされる．

　「末梢血幹細胞による血管再生治療」では患者に顆粒球コロニー刺激因子（granulocyte colony stimulating factor；G-CSF）を数日間皮下注射し，血中の白血球が十分増加したところで，末梢血から血液幹細胞（CD34陽性細胞）を採取し，血行障害のある四肢に筋肉注射を行う．

4. 潰瘍に対する治療

　血行が改善したのちに創傷治療を実行するのが原則である．

II 神経障害性(糖尿病性)潰瘍の治療

　糖尿病患者が足潰瘍で受診する段階になると多くの症例が神経障害性の足病変にPADの病態を合併していると考えてよい．個々の症例でまずPADの関与を把握する．

　香川大学形成外科の田中嘉雄教授は糖尿病足病変を臨床像から(1)神経障害型足病変タイプI(胼胝・小潰瘍型)，(2)神経障害型足病変タイプII(感染型)，(3)虚血性足病変の3つに分類している[1]．治療方針を決めるために有用な分類なのでここに紹介し治療について解説する．

1. 神経障害型足病変タイプI(胼胝・小潰瘍型)

　胼胝・小潰瘍を繰り返すタイプ．運動神経障害のため足の変形をきたし，荷重点が中足骨頭部に集中し胼胝を生じやすくなる．この状態に知覚神経障害が加わり，外傷や熱傷に気付かないことから潰瘍化に至る．

　末梢の血流は保たれており血行再建の適応となることは少ない．

A. 治　療

　軽いものはフットウェア(後述116頁)による除外力で対処する(図1)．深く難治性の潰瘍は皮弁手術などの外科的治療の適応となるが(図2)，やはりフットウェアによる術後管理を行わないと容易に再発するので注意を要する．

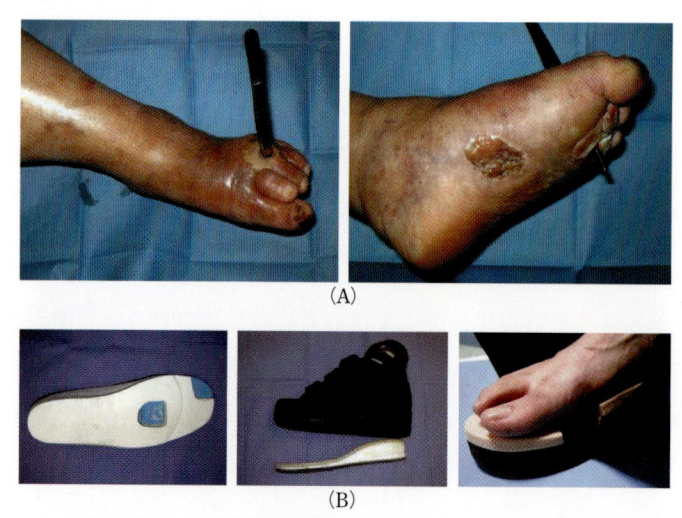

図1：神経障害による胼胝が潰瘍となり足背まで孔が達した症例．(A)胼胝潰瘍が足底から足背まで貫通している．(B)潰瘍部分が除圧されるようなフットウェアを装着．右写真は同患者ではなく除圧のイメージ画像．

(C)

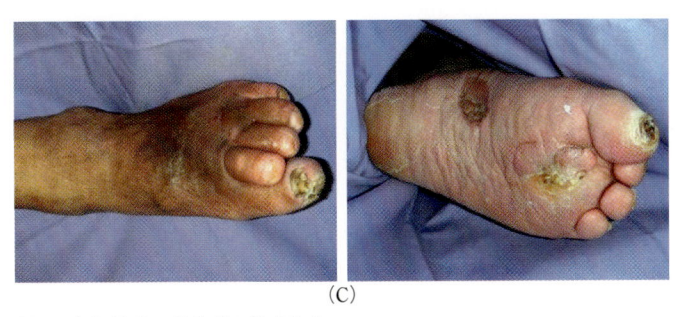

図1 （C）潰瘍は保存的に治癒した．

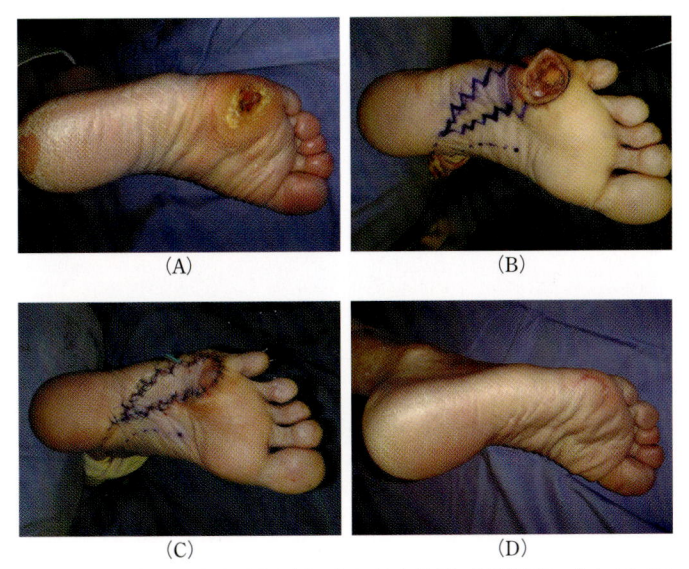

図2 神経障害型足病変手術症例．（A）足底外側の胼胝潰瘍．（B）デブリードマン後 stepladder VY advancement flap をデザイン．（C）術直後の状態．（D）術後1年の状態．

2. 神経障害型足病変タイプⅡ（感染型）

感染を主症状とする．足は温かく，創部は湿潤して悪臭があり，周囲皮膚に発赤を伴うが創傷治癒に必要な末梢血流は保たれているもの．程度は様々で敗血症を招く重症感染も含む．

A. 治　療

足底・足背の腱に沿って感染が拡大する傾向がある．これらを展開して感染部と壊死組織を徹底的に切除した後 wound bed preparation を実行する．感染が沈静化した後に断端形成，植皮，遊離筋皮弁移植などで創を閉鎖する（図3）．

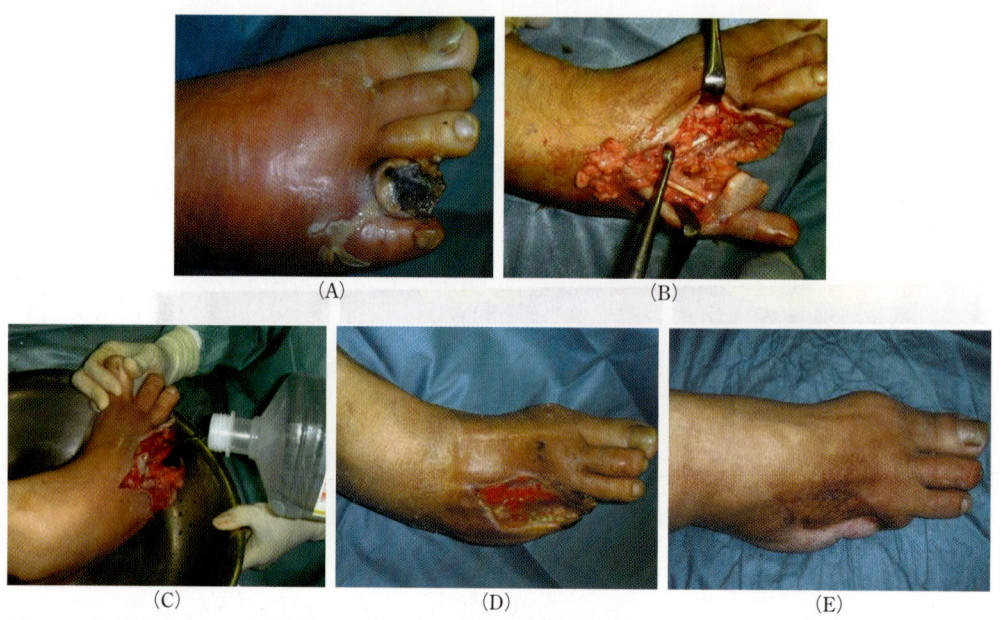

図3　感染を主症状とする神経障害型足病変．(A) 発赤，腫脹，排膿があり全身的には敗血症の状態であったが血流は保たれていた．(B) 感染巣となっている壊死組織や膿を手術室にて徹底的に除去した．(C) 手術時の創洗浄．(D) Wound bed preparation を実行して感染を制御し肉芽組織を形成させた．(E) 植皮により創を閉鎖した．術後6ヵ月の状態．

3. 虚血性足病変

PAD を合併したものは前節の動脈性（虚血性）潰瘍の治療に準じ血行再建を最優先する．血流不足の状況で外科的デブリードマンをすると切除断端から新たな壊死を招く危険があるので原則として外科的処置や手術は血行再建後に行う．しかし感染が著しく，速やかに切開排膿や壊死・感染巣の除去を要する場合もある．様々な状況を考慮して症例ごとに治療の段取りを決定する．

III 壊死組織の温存と autoamputation

種々の理由で積極的デブリードマンが行えない場合は壊死組織が害を及ぼさないように温存するしかない．その際は感染を防ぎつつ壊死部分を乾燥させてミイラ化して温存する．

除菌・保清のため毎日足を洗浄したうえでヨード徐放製剤または白糖ポビドンヨードを塗布する．これらの外用剤は抗菌力と滲出液を吸収して壊死周囲を乾燥傾向に誘導する効果がある．理想的なのは壊死部分が自然脱落してその下の皮膚が治癒しているという経過である．このような自然脱落を autoamputation と呼ぶ．

図4は足趾壊死に対して白糖ポビドンヨードを使ってミイラ化させ autoamputation に至った例である．

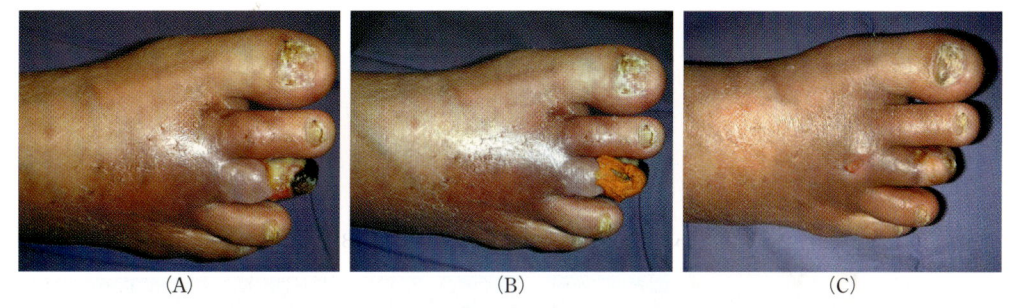

図4 Autoamputaion の例．（A）足趾の乾燥した壊死．（B）足洗浄後に抗菌作用と乾燥作用を期待して白糖ポビドンヨードを使った．（C）壊死部分は自然脱落した．

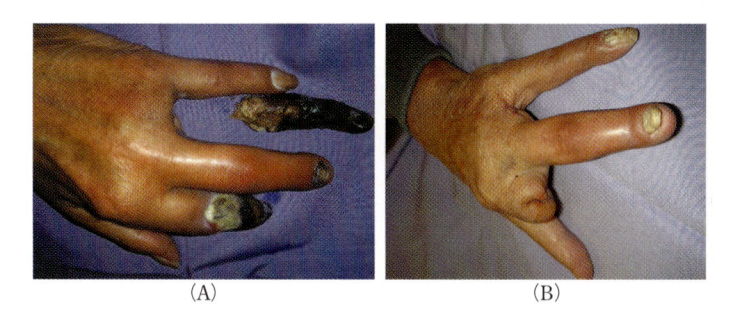

図5 手指の autoamputation の例．（A）手洗浄の後スルファジアジン銀を使用し autoamputation に導くことができた．（B）脱落後の断端皮膚は治癒している．

ヨウ素系の外用剤で疼痛を訴える患者にはスルファジアジン銀を使う場合がある．乾燥させる効果はなくむしろ浸潤作用を有するが毎回よく洗浄しながら抗菌作用を期待して使っている．

図5は手指の虚血性壊死の例である．スルファジアジン銀を使用しつつ壊死を温存して autoamputation に導くことができた．脱落後の断端皮膚は治癒している．

Autoamputation を達成するためにはある程度の創傷治癒能力が必要である．英文教科書[2]には経皮酸素分圧 25 mmHg 程度の値が autoamputaion は可能であるが，外科的デブリードマン後の治癒は危うい血流レベルであると記載されている．

IV 大切断

種々加療をしても壊死の進行，激しい疼痛，重症の進行性感染が治まらない場合は大切断も止むを得ない．足関節より末梢の切断を**小切断（minor amputation）**，足関節より中枢（膝下，膝上など）の切断を**大切断（major amputation）**という．切断する部位も $TcPO_2$ や SPP を測定して創傷治癒可能なレベルを選ぶことが肝要である．手術時の肉眼的出血の有無や勘を根拠に切断すると，断端が壊死に陥り再切断など治療に難渋することがある．またこれを恐れるため不必要に中枢まで切断する例も多くある．

V フットケア

足潰瘍の治療後に再発を予防するためフットケアを励行する．具体的に以下のようなマネージメントが含まれる[3]．

1. 爪病変
① 爪白癬に対する白癬治療指導
② 爪甲鉤彎症に対する爪切り
③ 陥入爪の爪処置

2. 足病変
① 趾間型，角化型足白癬に対する白癬治療・指導
② 足底の角化症に対する角質削り
③ 胼胝・鶏眼に対する角質削り
④ 足潰瘍や感染性皮膚疾患に対する足浴および指導
⑤ 歩行指導

VI フットウェア

　フットウェアとは，足底装具・医科向け靴・特殊靴のような足部に装着するものから，下肢全体の機能を補う装具まで多種類をさす[4]．さらに専用の靴下なども含む．足潰瘍を治療するうえで，除圧・免荷は必須であり，それを実行する有力な方法の1つがフットウェアである．

　フットウェアの目的として代表的なものは下記のごとくである．

① 疼痛の軽減
② 治療中の除圧，免荷
③ 早期治癒の補助
④ 治癒後の再発予防
⑤ QOLの維持

それぞれの治療過程に応じて目的に合ったものを装着する．

■ 参考文献

1) 田中嘉雄，佐野法久，宮村卓：慢性創傷：下腿潰瘍（神経障害性，代謝性下腿潰瘍）形成外科 51 増刊号 S142-S148，2008
2) Edmonds ME, Foster AVM, Sanders LJ: A Practical Manual of Diabetic Foot Care. Blackwell Publishing Ltd, Massachusetts, 2004
3) 中野敏明：予防的ケア，疼痛管理について．小林修三編　透析患者の末梢動脈疾患とフットケア，医薬ジャーナル社，大阪 160-168，2008
4) 大平吉夫：創傷治療・予防のためのフットウェア．市岡滋，寺師浩人編著，足の創傷をいかに治すか，克誠堂，東京，216-224，2009

第17章 その他の難治性潰瘍

褥瘡と血管障害性・糖尿病性の下肢潰瘍以外の難治性潰瘍で代表的なものを紹介する．

I 感染による潰瘍

　軟部組織や骨の感染により難治性潰瘍を生ずる．起炎菌はブドウ球菌，連鎖球菌，結核菌，非定型抗酸菌，らい菌，真菌など様々である．ここではとくに重篤な経過をとるため見逃すことのできない壊死性筋膜炎および頻度の高い骨髄炎について述べる．

1. 壊死性筋膜炎

A．病態と診断

　皮下組織，筋膜，筋肉がおかされる感染症で，筋膜上を水平方向に急速に拡大する．A群溶血性連鎖球菌や嫌気性菌が起炎菌となる．はじめ皮膚が赤紫色に変色し，水疱形成，浮腫，患部の激痛をみる．急速に軟部組織の壊死が進行するとともにショック，DIC，多臓器不全など重篤な全身症状が著明となる．しばしば死亡に至る．

B．治　療

　治療は全身管理，壊死組織の切除，抗生剤投与を行う．急性期を脱した後の欠損は植皮や皮弁形成が適応となる．

2. 骨髄炎

A．病態と診断

　骨への感染は，①血流によるもの（身体の他の部位から血液を介して骨へ感染する），②開放骨折，骨の手術，骨内異物などで直接細菌が骨に侵入して感染するもの，③外傷，虚血性潰瘍，糖尿病性潰瘍などで汚染された軟部組織から骨に感染するつの経路がある．

122　II　医原性，放射線性障害など特殊な原因による創傷

難治性潰瘍と関連する骨髄炎の多くは後2者となる．潰瘍底は骨に通じる瘻孔となる．X線像，MRI画像が診断の参考になる（44〜45頁）．

B．治　療

　感受性のある抗菌剤を投与する．腐骨を含め病変部の硬組織・軟部組織を除去する．除去後の欠損を皮弁，筋皮弁で被覆することが必要な症例もある．

II　医原性，放射線性障害など特殊な原因による創傷

1. 医原性創傷

　血管外薬剤漏出（点滴漏れ）が代表的なものである．重い障害を起こすのは細胞毒性を有する抗腫瘍薬であるが，その他の薬剤でも様々な程度の皮膚潰瘍となりえる．デブリードマン後に植皮や皮弁形成を要する場合が多い（図1）．

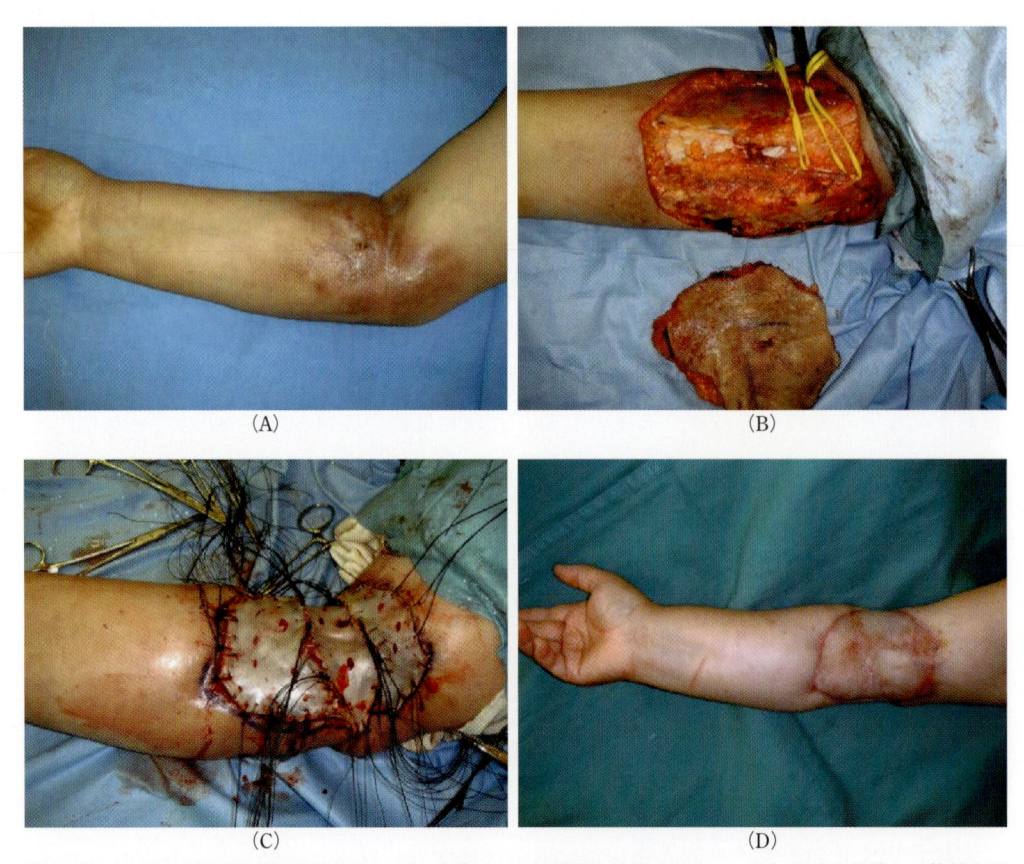

図1　抗がん剤の点滴漏れ後の瘢痕拘縮．(A) 拘縮により肘関節を伸展できない．(B) 瘢痕を切除して拘縮を解除した．(C) 欠損に植皮を行った．(D) 術後6ヵ月状態．肘関節の伸展が可能となった．

2. 放射線性障害

放射線による皮膚障害には脱毛，紅斑，色素沈着，びらん，皮膚潰瘍などがある．障害の発生する時期により**急性，亜急性，晩発性**の障害に大別される．

急性，亜急性の放射線性皮膚炎においては紅斑や浮腫に対して基本的に保存的治療がなされる．

放射線照射の後長期を経て血管の閉塞，汗腺や毛包の破壊などが進行し，結果，慢性放射性皮膚炎や難治性潰瘍を生じるのが晩発性障害である．多くは病巣の根治的切除の後，皮弁・筋皮弁などによる再建の適応となる（図2）．

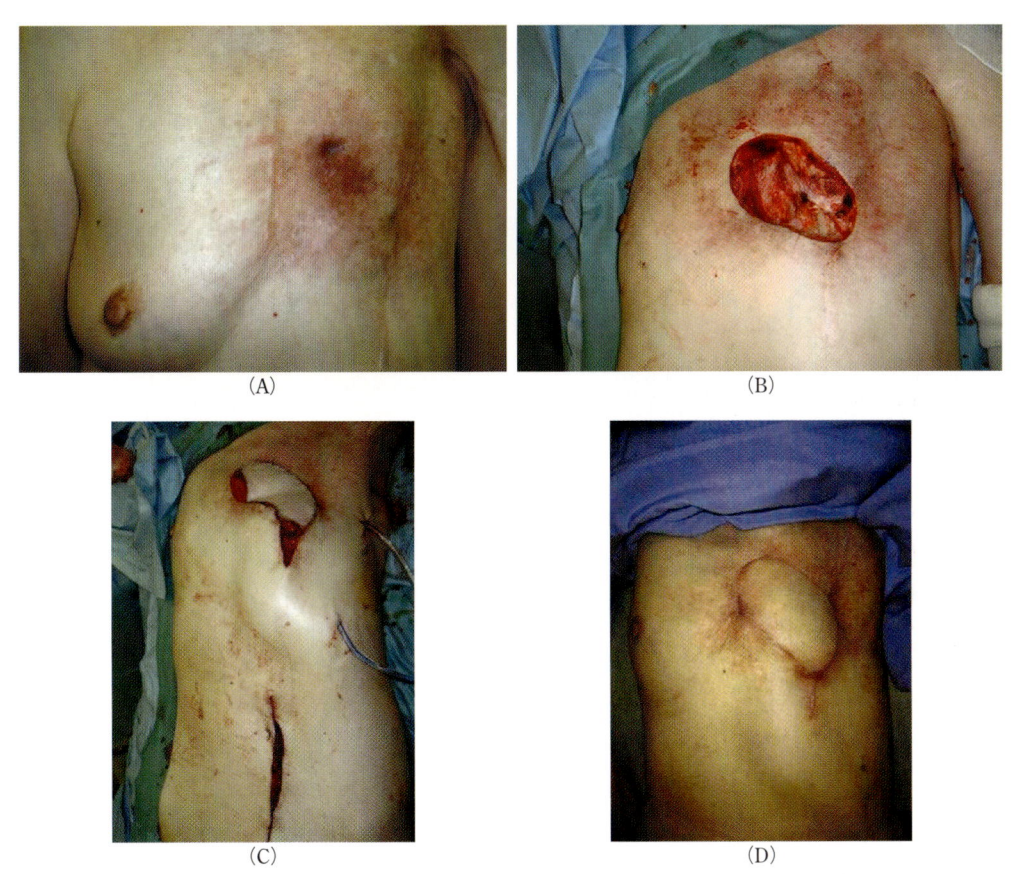

図2 乳がん放射線治療後の晩発性障害による潰瘍．（A）左前胸部の難治性潰瘍．（B）変性した皮膚と腐骨を完全に切除した．（C）腹直筋皮弁で再建した．（D）術後8ヵ月状態．

3. 血管炎，結合組織異常，悪性腫瘍などの基礎疾患に起因する潰瘍

　これまで述べた以外にも様々な基礎疾患で慢性創傷，難治性潰瘍を生じる．以下に主要なものを列挙する．

血管炎：網状血管炎，皮膚アレルギー性血管炎，結節性多発動脈炎，SLE，アレルギー性肉芽腫性血管炎，Wegener肉芽腫症など

血　栓：抗リン脂質抗体症候群，好酸球増多症候群，プロテインS（C）欠乏症など

炎症性：バザン硬結性紅斑，壊疽性膿皮症など

結合組織代謝異常：Ehlers-Danlos症候群，Werner症候群など

腫瘍性：有棘細胞癌，悪性黒色腫，基底細胞癌，菌状息肉腫，悪性リンパ腫など

索　引

あ

圧縮応力	62
圧迫療法	90
アルギン酸塩	28
アルプロスタジルアルファデクス	59
医原性創傷	122
一次治癒	8
陰圧閉鎖療法	33
ウジ	15
うっ滞性潰瘍	88
壊死	108
壊死性筋膜炎	121
壊死組織	13
壊疽	108
炎症期	4
凹足変形	107
応力	62

か

潰瘍	108
外用剤	55
化学的デブリードマン	14
下肢潰瘍	85
下腿潰瘍	85
間歇性跛行	86
基剤	55
急性創傷	1
局所陰圧療法	33
局所陰圧閉鎖療法	33
虚血再灌流障害	63
近代的ドレッシング材	21
経皮経管的血管形成術	112
経皮的酸素分圧	103
経皮的末梢血管インターベンション	112
外科的デブリードマン	14
外科的バイパス術	112
血液凝固期	4
血管外薬剤漏出（点滴漏れ）	122
血管新生	6
血管造影	106
血管超音波	104
血管内治療	112
血小板由来成長因子	4
ケロイド	7
硬化療法	91
抗菌剤	49, 52
抗菌性創傷被覆材	32
抗生物質軟膏	57
骨髄炎	44, 121

さ

細小血管障害	94
再生医療	113
細胞外マトリックス	5
三次治癒	8
自己融解デブリードマン	14
湿潤環境創傷治癒	19
シャルコー関節	98, 107
重症下肢虚血	86
主剤	55
小切断	118
消毒剤	49, 52
静脈性潰瘍	88
静脈瘤	89
褥瘡	61
褥瘡に対する手術治療	79
褥瘡のできる部位	64
植皮術	80
進まない創辺縁	11
ストリッピング	90
スルファジアジン銀	58
成熟期	4
生物学的デブリードマン	15
せん断応力	62
創感染	39
創収縮	6
創傷治癒過程	3
創消毒	51
創傷被覆材	25
増殖期	4
創洗浄	48
足浴	48
ソフトシリコンドレッシング	31

―――― た ――――

体圧分散寝具	74
体位変換	71
大血管障害	94
大循環	94
大切断	118
デブリードマン	13
動静脈シャント	97
糖尿病性足病変	95
糖尿病の三大合併症	95
トラフェルミン	59
トレチノイントコフェリル	58

―――― な ――――

内視鏡下筋膜下穿通枝切離術	90
肉芽組織	6
二次治癒	8

―――― は ――――

バージャー病	87
バイオフィルム	42
配合剤	55
ハイドロコロイド	28
ハイドロジェル	26
ハイドロファイバー	29
ハイドロポリマー	31
白糖ポビドンヨード	57
抜去術	90
瘢痕組織	6
ハンマー趾	96, 107
皮下ポケット	11
肥厚性瘢痕	7
微小血管障害	94
微小循環	94
引っ張り応力	62
皮膚灌流圧	104
皮弁形成術	80
病的骨突出	65
不活性化組織	13
ブクラデシンナトリウム	58
フットウェア	119
フットケア	118
物理的デブリードマン	15
舟底型変形	107

閉塞性血栓性血管炎	87
閉塞性動脈硬化症	85
胼胝	96
蜂窩織炎	109
放射線性障害	123
ポリウレタンフィルム	26
ポリウレタンフォーム	30

―――― ま ――――

末梢動脈疾患	85
慢性静脈不全症	88
慢性創傷	1

―――― や ――――

遊走性静脈炎	87
ゆりかご底状変形	107
ヨウ素カデキソマー	57
ヨウ素徐放製剤	57
ヨード・水溶性高分子軟膏	58

―――― ら ――――

リモデリング期	4
レバインの手法	43

―――― わ ――――

ワシ爪趾	107

―――― A ――――

ABI	103
ABPI（ankle brachial pressure index）	103
ASO（arteriosclerosis obliterans）	85
autoamputation	117
AV shunt	97

―――― B ――――

biofilm	42
blue toe syndrome	87
Buerger disease	87

―――― C ――――

CEAP 分類	88
Charcot's osteoarthropathy	98, 107
claw toe	107
CLI（critical limb ischemia）	86
colonization	40

contamination	40
critical colonization	41
CTA（CT angiography）	105
CVI（chronic venous insufficiency）	88

D

DESIGN	67
DESIGN-R	69
diabetic foot	95
distal bypass	112
DTI（deep tissue injury）	63

E

ECM（extracellular matrix）	5
eschar	13

F

Fontaine 分類	86

H

hammer toe	96, 107

I

infection	40

L

Levine technique	43

M

macroangiopathy	94
macrocirculation	94
maggot	15
major amputation	118
microangiopathy	94
microcirculation	94
minor amputation	118
MMP（matrix metalloproteinase）	5
moist wound healing	19
MRA（MR angiography）	105

N

NERDS	43
NPWT（negative pressure wound therapy）	33

O

OH（大浦・堀田）スケール	64

P

PAD（peripheral arterial disease）	85
PAOD（peripheral arterial occulusive disease）	85
PDGF（platelet derived growth factor）	4
pes cavus	107
pink painful ischemic foot	102
PPI（percutaneous peripheral intervention）	112
PTA（percutaneous transluminal angioplasty）	112

R

rockerbottom deformity	107

S

Semmes-Weinstein monofilament	106
SEPS（subfascial endoscopic perforator vein surgery）	90
slough	13
SPP（skin perfusion pressure）	104
STONES	43

T

TAO（thromboangitis obliterans）	87
TASC（Trans-Atlantic Inter-Society Consensus）	111
$TcPO_2$	103
TIME	9
transcutaneous oxygen pressure	103

V

VAC（vacuum assisted closure）システム	34

W

wound bed preparation	9
wound colonization	40
wound contamination	40
wound infection	42

市　岡　　滋 （いちおか　しげる）
埼玉医科大学形成外科教授

〔略歴〕
1988年　千葉大学医学部卒業
　　東京大学形成外科入局，東京警察病院（麻酔科），河北総合病院（外科），静岡県立総合病院（形成外科），東名厚木病院（形成外科）等の関連病院で臨床研修
1993〜1997年　東京大学大学院にて微小循環，創傷治癒，血管新生，生体工学の基礎研究
1997年　東京大学形成外科　助手
1998年　埼玉医科大学形成外科　講師
2000年　埼玉医科大学形成外科　助教授
2007年　埼玉医科大学形成外科　教授　現在に至る
　　芝浦工業大学客員教授，東京大学医学部，埼玉県立大学，日本看護協会看護研修学校の講師を兼任

〔学会・社会活動〕
〈理　事〉日本褥瘡学会，日本下肢救済・足病学会，NPO法人創傷治癒センター
〈評議員〉日本創傷治癒学会，日本形成外科学会，日本創傷・オストミー・失禁管理学会，日本フットケア学会，日本生体医工学会，日本微小循環学会
〈各種委員〉外科系学会社会保険委員連合（外保連）委員，日本福祉用具・生活支援用具協会（JASPA）JIS原案作成委員，臨床工学技士国家試験出題委員など

創傷治癒の臨床—治りにくいキズのマネージメント

2009年9月15日　第1版第1刷発行　　〈検印省略〉

著　者　　市　岡　　滋
　　　　　ICHIOKA, Shigeru
発行者　　市　井　輝　和
印刷・製本　創栄図書印刷株式会社

―――― 発行所 ――――

株式会社　金　芳　堂

京都市左京区鹿ヶ谷西寺ノ前町34　〒606-8425
振替　01030-1-15605　電（075）751-1111（代）
http://www.kinpodo-pub.co.jp/

Ⓒ市岡滋，金芳堂，2009
落丁・乱丁本は小社へお送り下さい．お取替え致します．
Printed in Japan

ISBN978-4-7653-1391-9

JCOPY　〈(社)出版者著作権管理機構　委託出版物〉
本書の無断複写は著作権法上での例外を除き禁じられています．複写される場合は，そのつど事前に，(社)出版者著作権管理機構（電話 03-3513-6969，FAX 03-3513-6979，e-mail：info@jcopy.or.jp）の許諾を得てください．

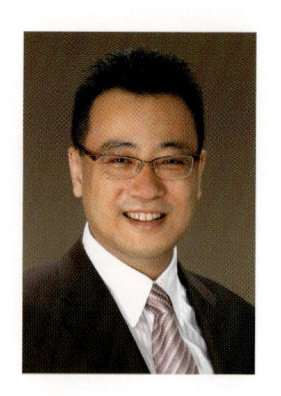